妇幼保健机构儿童营养与体格生长门诊服务指南（试行）

中国疾病预防控制中心妇幼保健中心　组织编写

人民卫生出版社
·北京·

版权所有，侵权必究！

图书在版编目（CIP）数据

妇幼保健机构儿童营养与体格生长门诊服务指南：
试行/中国疾病预防控制中心妇幼保健中心组织编写
. —北京：人民卫生出版社，2021.7（2022.9 重印）
ISBN 978-7-117-31786-3

Ⅰ.①妇…　Ⅱ.①中…　Ⅲ.①儿童 – 营养卫生 – 指南
②儿童 – 体格发育 – 指南　Ⅳ.①R153.2-62②R179-62

中国版本图书馆 CIP 数据核字（2021）第 135524 号

人卫智网	www.ipmph.com	医学教育、学术、考试、健康，
		购书智慧智能综合服务平台
人卫官网	www.pmph.com	人卫官方资讯发布平台

妇幼保健机构儿童营养与体格生长门诊服务指南（试行）
Fuyoubaojian Jigou Ertongyingyang
Yu Tigeshengzhang Menzhen Fuwuzhinan（Shixing）

组织编写：中国疾病预防控制中心妇幼保健中心
出版发行：人民卫生出版社（中继线 010-59780011）
地　　址：北京市朝阳区潘家园南里 19 号
邮　　编：100021
E - mail：pmph @ pmph.com
购书热线：010-59787592　010-59787584　010-65264830
印　　刷：北京虎彩文化传播有限公司
经　　销：新华书店
开　　本：889×1194　1/32　印张：7
字　　数：169 千字
版　　次：2021 年 7 月第 1 版
印　　次：2022 年 9 月第 3 次印刷
标准书号：ISBN 978-7-117-31786-3
定　　价：56.00 元

打击盗版举报电话：010-59787491　E-mail：WQ @ pmph.com
质量问题联系电话：010-59787234　E-mail：zhiliang @ pmph.com

主 编 金 曦

副主编 王惠珊 徐 韬

编 者（以姓氏笔画为序）
　　　王 硕（中国疾病预防控制中心妇幼保健中心）
　　　王惠珊（中国疾病预防控制中心妇幼保健中心）
　　　许春娣（上海交通大学医学院附属瑞金医院）
　　　汪之顼（南京医科大学）
　　　张 敏（南京医科大学附属妇产医院）
　　　邵 洁（浙江大学医学院附属儿童医院）
　　　金 曦（中国疾病预防控制中心妇幼保健中心）
　　　金春华（首都儿科研究所附属儿童医院）
　　　胡 燕（重庆医科大学附属儿童医院）
　　　郝 波（北京大学第一医院）
　　　徐 韬（中国疾病预防控制中心妇幼保健中心）
　　　徐轶群（中国疾病预防控制中心妇幼保健中心）
　　　盛晓阳（上海交通大学医学院附属新华医院）
　　　彭咏梅（上海市妇幼保健中心）

出 版 说 明

　　合理的营养是儿童健康成长的保障和前提，因此，儿童营养保健也是儿童保健的重要内容。根据《全国儿童保健工作规范》和《各级妇幼健康服务机构业务部门设置指南》要求，省、市级妇幼保健机构应设置儿童营养与喂养科及儿童生长发育科，县级妇幼保健机构应设置儿童保健科，提供儿童营养与喂养指导，开展儿童体格生长监测和营养状况评价，对常见儿童营养性疾病进行诊治，建立专案管理并追踪随访。为指导各级妇幼保健机构以及其他开展儿童保健服务的医疗机构提供规范的儿童营养和体格生长保健服务，提高儿童营养喂养咨询指导和营养性疾病筛查、干预、管理服务水平，促进儿童健康，我们邀请了来自儿童保健、营养、儿科临床和卫生管理等多个领域的专家，凝集了大家的智慧和实践经验，撰写了本指南，对门诊儿童营养保健服务提供帮助。

目　　录

第一章

概　　述

第一节
门诊服务与设置

一、门诊服务

1. 内容

（1）为儿童家庭提供母乳喂养、辅食添加、平衡膳食的咨询与指导；利用宣传展板、知识讲座、现场指导等多种形式开展儿童营养保健知识宣传。

（2）对营养高风险的儿童，包括早产、低出生体重、食物过敏等特殊儿童，提供筛查、评估、综合干预指导。

（3）对患蛋白质能量营养不良、超重及肥胖、缺铁性贫血、营养性佝偻病等营养性疾病儿童提供诊断及鉴别诊断和干预指导，对营养性疾病程度达中度以上的儿童实行专案管理或登记管理，并追踪随访。

（4）收集、分析儿童营养门诊相关数据和信息。

2. 流程

（1）对就诊儿童接诊登记，询问病史，实施体格检查和体格生长评价，对儿童的营养状况进行初步评判。

（2）发现异常，进一步实施膳食调查、饮食行为和喂养环境评价等，根据需要进行相关辅助检查，明确诊断。

（3）对检查结果未见异常的儿童给予健康指导和定期体检；对有营养风险或饮食行为问题的儿童给予喂养指导、行为干预，并随访评估；对营养性疾病儿童提供鉴别诊断和专科治疗，并进行登记管理或专案管理；对存在器质性疾病或器质性疾病危险信号的儿童进行转诊或会诊，并随访（图1-1）。

3. 诊疗与管理记录

（1）门诊记录表单：包括门诊登记表、专案管理档案、知情同意书、辅助检查申请及报告单、转会诊登记表、随访登记表等。各种记录应当及时、完整、准确、规范，资料定期归档整理，可实施电子化管理。

（2）营养评价结果：描述和评价儿童当前的营养状况、膳食情况、饮食行为，以及与营养相关的身体活动和睡眠情况等。

内容可包括：体格生长评价；能量和营养素的日摄入量、宏量营养素所占总能量比、一日三餐能量分配比例、优质蛋白占一日总蛋白百分比；喂养/饮食行为、儿童家长喂养互动关系、饮食环境，身体活动水平和运动功能状态、睡眠状况，以及相关的辅助检查指标等。

（3）营养指导处方：根据儿童膳食、饮食行为习惯和家庭饮食环境存在的问题，制订个性化干预指导目标和具体方法。目标与方法可分阶段制订，根据儿童个体的实际情况考虑可行性，制订方案，定期随访；针对各项问题的严重程度和主次排序，循序渐进，跟进效果，调整方案，逐步改善。

内容可包括：膳食教育和指导、食谱举例、营养补充剂指导、家庭养育和饮食行为干预指导、身体活动和运动指导、对家长的安抚教育和信心支持等。

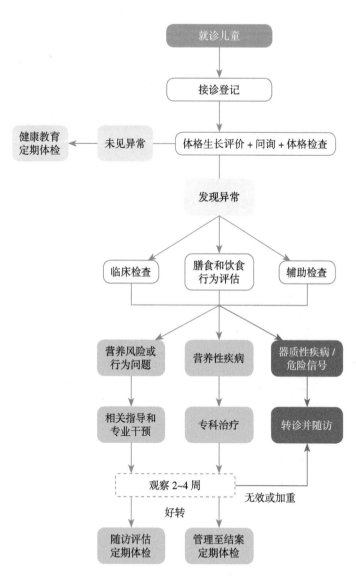

图1-1 门诊服务流程

二、人员配备与资质

应配备至少 1 名临床执业医师，可配备 1 名营养师 / 营养技师、1 名公共卫生执业医师、1 名执业护士。所有人员应当具备儿童保健与儿科的专业基本知识与技能，并定期接受儿童营养与喂养、营养性疾病防治的相关知识和技能培训。

三、门诊设施设备

1. **房屋设施**　门诊应配备诊室 1 间、营养评估室 1 间，每间不少于 $10m^2$；可设置喂养观察室、营养健康教育室；可与其他门诊共用体格测量室和哺乳室。诊室配备制冷、取暖设备，如空调、取暖器，以及软垫治疗桌等。

可在候诊处设置宣传栏，存放儿童营养与喂养健康宣教资料，供家长浏览和取阅；配置屏幕滚动播放健康知识宣传；可提供物品寄存、儿童玩具、婴儿车等其他服务；设置醒目的指示牌，指示标识系统规范，字体和颜色不宜花哨，应便于识别。

2. **设备**

（1）体格测量设备：包括儿童检查床、杠杆式或电子儿童体重秤、卧式量床、身高测量仪、无伸缩性软尺等。

（2）膳食调查设备：食物模型、食物图谱或照片、常用的食物餐具和量具（碗、盘、杯、勺等）、食物成分表、食物名称表、常见食品包装信息、模具陈列柜等。

（3）儿童饮食行为和家庭喂养环境相关评估工具。

（4）电脑和营养评估相关信息软件。

（5）相关设备：血常规、血生化、辅助检查等相关检测设备。

四、门诊管理

儿童营养门诊应遵守医疗一般规章制度和全院共同规章制度，建立健全并严格执行本专科门诊相关规范和制度，保证医疗服务质量及安全。内容可包括：

1. 基本岗位职责 体格检查、营养评估与咨询指导、健康教育、随访等岗位职责。

2. 诊疗常规/规范 儿童喂养与营养咨询指导常规、儿童营养性疾病筛查常规、儿童营养性疾病诊疗常规、主要设备操作规范等。

3. 管理制度 工作制度、质量控制制度、健康教育制度、设备管理制度、院内和辖区转会诊制度、随访制度、培训工作制度、基层指导工作制度、信息资料管理制度等。

第二节　营 养 评 价

营养评价可了解儿童个体的营养状况，分析儿童是否存在能量、营养素缺乏或过剩。如存在营养问题则需要找寻原因，是原发还是继发、处于何种发展阶段。营养评价具体方法是通过体格测量与体格生长评价、问询病史、体格检查、膳食和饮食行为评价，了解是否存在危险因素，是否存在营养不良的临床表现，是否存在营养喂养、护理等方面的问题，如有必要还需进行相应的实验室辅助检查。

一、体格测量和体格生长评价

（一）选择评价参照标准

我国评价儿童生长所参照的生长标准主要有两种：世界卫生组织（World Health Organization，WHO）颁布的"2006 年 5 岁以下儿童生长标准"（世卫标准）和我国根据 2005 年九市儿童体格发育调查数据制定的"中国 0~18 岁儿童生长参照标准"（九市标准）。对同一个体儿童进行定期监测和评价，要选择固定的一种标准。

早产儿的生长评价，胎龄 40 周前参考 2013 年修订版

Fenton 早产儿生长曲线图，胎龄 40 周后按照矫正年龄参照正常婴幼儿生长标准，身长至 40 月龄、头围至 18 月龄、体重至 24 月龄后不再矫正。

儿童生长标准参照值通常被制作为生长标准数值表和生长曲线图供临床上使用。生长标准数值表和生长曲线图有"百分位数法""标准差法""Z 评分法"等表示形式。

（二）测量指标

体格生长评价最常使用的测量指标为体重、身高（身长）、头围。

世卫标准要求 2 岁及以下儿童测身长、2 岁以上测身高，九市标准要求 3 岁及以下儿童测身长、3 岁以上测身高，医生根据所选择的不同参照标准来确定测量时儿童的体位。如儿童在测量时不能独立站立或哭闹，可以选择仰卧位测身长，身长值减 0.7cm 约等于身高值。

其他测量指标包括：坐高（顶臀长）、指距、胸围、腰围、上臂围、皮褶厚度等。

（三）评价内容

1. 生长水平　指个体儿童在某一年龄时点所测单项体格生长测量值（身长、身高、体重、头围）与参照人群值进行比较，体现了被测儿童个体在同年龄同性别人群中所处的位置，为该儿童生长的现况水平。

2. 匀称度　临床常用评价体型匀称的指标为身高的体重和年龄的体质指数。

（1）身高（长）的体重［体重/身高（长）］：提供儿童个体目前的体重相对于其身高的情况，间接反映身体的密度与充实度，是判断 2 岁以内儿童营养不良和超重肥胖常用的指标。

（2）年龄的体质指数（BMI/年龄）：BMI 表示单位面积中所含的体重数，年龄的 BMI 对 2 岁以上儿童超重肥胖的判断优于身高的体重。

3. 生长速度 定期、连续测量的数据比单次数据更有意义。纵向观察儿童生长速度可掌握个体儿童自身的生长轨迹，更能准确评判儿童个体的体格生长情况。

（1）生长曲线图评价法：将个体儿童不同年龄时点的测量值在生长曲线图上描记并连接成一条曲线，与生长曲线图中的参照曲线比较，即可判断该儿童在此段时间的生长速度是正常、增长不良或加速。

（2）生长增加值评价法：评价标准可参见 WHO "0~2 岁儿童身长、体重、头围生长速度标准"。婴儿期的生长增速指标对营养状况的评价有重要意义，可较早发现营养偏离的风险。

（四）体格生长异常指征

体格生长各评价指标的异常指征，见表 1-1。体格生长偏离或异常既可能是由疾病、喂养或进食行为等多种原因导致，但也可能是个体的正常变异，应注意了解营养喂养情况（如喂养方式和进食行为、膳食结构等），并结合其出生史（如妊娠期母亲有无妊娠合并症、胎儿生长受限等），出生体重、身长，家族史（如父母的身高、体重和生长模式），以及临床检查（如有无特殊面容，身材和肢体的匀称性，有无心脏、神经、骨骼各系统的阳性发现）和神经认知发育等因素综合考虑、判别，见表 1-2。

表 1-1　临床常用儿童体格生长评价异常指征

年龄	生长水平	体型匀称度	生长速度
<3岁	年龄的身长（身高）、体重、头围 $<P_3$ 或 $>P_{97}$	①身长（身高）的体重或年龄的 BMI（≥2岁）$>P_{85}$； ②身长（身高）的体重 $<P_3$ ③年龄的 BMI（≥2岁）$<P_5$	①向上或向下跨2条主百分位线* ②6月龄内体重增长不足或下降；6~12月龄体重不增2个月以上
3~6岁	年龄的身高、体重、头围 $<P_3$ 或 $>P_{97}$	①年龄的 BMI$>P_{85}$； ②年龄的 BMI$<P_5$	①向上或向下跨2条主百分位线 ②体重增长不足或下降 ③身高增长每年 <5cm
>6岁	年龄的身高 $<P_3$ 或 $>P_{97}$	①年龄的 BMI$>P_{85}$； ②年龄的 BMI$<P_5$	向上或向下跨2条主百分位线

* 主百分位线为 P_3、P_{10}、P_{25}、P_{50}、P_{75}、P_{90}、P_{97}

表 1-2　不同体格生长偏离或异常模式的鉴别

生长模式	考虑可能的原因	进一步的评价 / 监测和处理
体重、身长、头围各指标匀称，生长速度缓慢但一致	个体的正常变异范围（生长水平在同年龄、性别儿童的正常低限范围）	定期监测身高体重，健康管理指导
	家族性矮小	了解父母遗传身高
	体质性矮小	密切监测体格生长和青春期发育，健康管理指导
	内分泌疾病（生长水平常明显落后于同年龄、性别儿童，$<P_5$）	转诊或进一步检查，如生长激素是否缺乏
	宫内损害（小于胎龄 SGA 或宫内生长迟缓 IUGR；生长水平常明显落后于同年龄、性别儿童，$<P_5$）	检查出生前及出生时记录，密切监测，健康管理指导；如 2~4 岁仍无追赶，转诊
	基因异常（除体格生长落后外，常伴有其他器官、系统的异常）	面容及体格检查，神经认知发育情况，染色体和基因分析

续表

生长模式	考虑可能的原因	进一步的评价/监测和处理
生长速度下降（明显偏离原有生长轨迹）	膳食结构不合理，营养摄入不足，各系统疾病（如消化道畸形、牛奶蛋白过敏、先心、反复感染、神经系统疾病等），喂养或进食行为问题	全面的病史和体格检查，膳食评估、膳食营养指导和干预，进食行为/家庭养育环境调查、喂养/进食行为干预，医学检查，转诊或会诊
体格生长各指标不匀称，生长速度一致	个体的正常变异范围、家族性（如身高 P_{10}、体重 P_{25}、头围 P_{50}） 内分泌疾病	定期监测身高体重，健康管理指导 转诊或进一步检查，如甲状腺激素是否缺乏

二、问询病史

病史的问询以时间和逻辑顺序为主线，认真听、重点问，医生引导就诊者客观、详细地描述病情现况，回忆既往，从而发现对诊断和干预有价值的信息。问询过程态度和蔼亲切，语言通俗易懂，避免暗示或诱导式的提问。病史采集可包括以下内容：

1. 一般内容　患儿姓名、性别、年龄（新生儿记录天数、婴儿记录月数、1 岁以上记录几岁几个月）、民族、出生地点，父母或抚养人的姓名、职业、年龄、文化程度、联系方式（如电话），以及被询者与患儿的关系。

2. 主诉和现病史　就诊的主要原因，主要症状、体征及持续时间。详细问询症状的情况（部位、性质、起始时间/年龄、持续时间、程度）、发展过程（程度的变化、不同症状出现的先后次序、有无明显诱因、是否存在缓解或加重的各种因素）、诊治经过、已经做过的检查和结果。

3. 出生和生长发育史

（1）出生：是否早产、低出生体重或巨大儿、小于胎龄儿或大于胎龄儿、多胎；出生体重、胎龄及胎产次，出生时产程是否异常，出生时有无窒息或产伤，Apgar 评分结果；母孕期的身体健康状况（有无贫血、食物过敏等病史）、生活及工作环境、精神情况。

（2）体格生长：有无身高、体重增长缓慢（生长缓慢开始年龄和持续时间，是否伴有其他症状），前囟闭合时间，乳牙萌出时间、顺序、乳牙出齐时间、换牙时间等。

（3）心理行为发育：感知觉发育（视、听、味、皮肤等），运动发育（平衡与大运动、精细动作），语言发育，在幼儿园或学校的学习成绩和行为表现。

4. 喂养 / 饮食史

（1）喂养 / 进食方式：喂养方式、何种乳品为主、配制方法、哺喂次数和量、夜奶情况、是否离断母乳及离乳时间，添加半固体 / 固体食物时间、品种、质地和量，进餐持续时间、进食的量、使用营养补充剂情况。

（2）喂养 / 进食行为：儿童有无进食欲望，进食的行为表现、有无不良进食习惯、口腔运动和感觉功能情况、进食时长、有无挑食偏食或异食癖（如仅喜好少数几种食物或某种质地或气味、口味的食物）、有无睡前进食、外出就餐过频。

（3）喂养 / 进食环境：餐具、进餐设施，喂养人是否知晓婴儿饥饿和饱足信号，儿童与喂养人的互动情况。

5. 生活史

（1）大小便：次数、颜色、性状；有无腹胀、腹泻或便秘。

（2）身体活动：静态活动和体能活动时间，身体活动内容，是否存在身体活动过少、视屏时间过长、不主动运动、静坐为主等不良生活习惯。

（3）睡眠：睡眠时长，是否存在打鼾、呼吸暂停、日间嗜睡、张口呼吸、遗尿等症状。

（4）预防接种情况。

6. 疾病史　有无反复呼吸道感染、腹泻；有无食物过敏和/或过敏性疾病史，致敏的食物和药物；有无先天性心胸、消化道、泌尿道畸形及手术史；有无脑瘫、孤独症等神经系统或发育障碍性疾病；有无腭裂、吞咽障碍等口腔疾病，以及口腔溃疡、急性胃炎等急性期疾病后遗症；有无气管插管和肠外营养史；有无慢性肠炎、胃炎、坏死性小肠结肠炎等消化系统疾病史。

7. 家族史　家族中有无遗传性、过敏性或急、慢性传染病患者，直系亲属的身高、体重和健康状况，是否有糖尿病、冠心病、高脂血症、高血压等。

8. 其他　必要时问询家庭经济情况、居住环境、养育氛围，婴儿抚养人尤其是母亲是否存在焦虑或抑郁。

三、体格检查

体格检查是指医务人员运用自己的感官和借助于传统或简便的检查工具对患儿的身体进行全面检查，检查结果记录要全面、具体、客观。

1. 体格检查内容　体格检查前要消除儿童紧张、恐惧的心理，检查的顺序根据现场情况灵活掌握。检查要点：儿童安静时先检查心肺听诊、心率、呼吸次数、腹部触诊等易受哭闹影响的项目，容易观察的部位（皮肤、四肢、骨骼、全身浅表淋巴结、外生殖器等）随时查，对儿童有刺激而不易查（口腔、咽部等）或有疼痛的部位最后检查。无论检查时的顺序如何，记录结果通常按照表 1-3 的顺序记录。

表 1-3　体格检查常见内容

部位	检查内容
一般状况	➤ 精神状态、面容、表情、吸吮、哭声、步态、皮下脂肪、语言对答情况等
皮肤	➤ 皮肤颜色是否异常（苍白、黄染、发绀、潮红） ➤ 有无皮疹（分布部位、形态、颜色、压之是否褪色、是否高出皮面、是否有脱屑） ➤ 有无瘀点（斑）、色素沉着、糜烂、脓疱、硬肿、水肿 ➤ 毛发颜色及分布 ➤ 指/趾甲形状、指/趾甲床颜色
表浅淋巴结	➤ 按照耳前、耳后、枕部、颌下、颏下、颈前、颈后、锁骨上、腋窝、滑车上、腹股沟、腘窝顺序，检查各部位淋巴结的大小、数目、活动度、质地 ➤ 有无压痛、表面是否光滑
头	➤ 有无方颅、颅骨软化、枕秃、血肿 ➤ 前囟大小、有无凹陷或隆起、紧张度 ➤ 有无特殊面容

续表

部位	检查内容
眼	➤ 眼睑（有无睑内翻、上眼睑下垂、眼睑闭合障碍、眼睑水肿） ➤ 结膜（有无充血、苍白、发黄及出血、有无颗粒和滤泡、有无眼分泌物） ➤ 眼球（有无突出、凹陷、运动障碍、斜视、震颤） ➤ 角膜（是否透明、有无混浊、云翳、白斑、软化、溃疡、新生血管） ➤ 巩膜（是否为瓷白色、有无黄染） ➤ 瞳孔（大小、形状、对光反射、集合反射）
耳	➤ 耳郭（外形、大小、位置、双侧对称性、有无畸形、红肿、湿疹、牵拉痛） ➤ 外耳道（有无畸形、异常分泌物） ➤ 乳突（有无红肿、压痛、附近是否有瘘管）
鼻	➤ 鼻外形有无畸形、有无鼻翼扇动 ➤ 鼻中隔有无偏曲或穿孔、鼻有无充血、出血 ➤ 鼻腔分泌物颜色、性状、通气是否顺畅 ➤ 鼻窦有无压痛

续表

部位	检查内容
口腔	➤ 口唇（有无苍白、发绀、干燥、水肿、口角糜烂、疱疹） ➤ 腮腺（有无肿大、肿大的大小、质地、边缘、压痛、单侧或双侧） ➤ 口腔内颊黏膜、牙龈、上腭、腮腺开口处有无红肿及分泌物（有无充血、出血、肿胀、溃疡、黏膜斑、有无鹅口疮、部位） ➤ 牙齿（数目、色泽、有无龋齿、义齿、残根、缺齿及其数目） ➤ 舌（感觉、运动和形态、舌质、舌苔有无地图舌、是否有地图舌、草莓舌、牛肉舌、镜面舌、毛舌）舌苔的颜色、裂纹舌 ➤ 咽部及扁桃体（有无充血、出血、疱疹、脓点、脓栓、滤泡增生、溃疡、伪膜、有无咽后壁脓肿及其分泌物、扁桃体大小的分度）
颈	➤ 外形是否对称、有无斜颈、短颈等畸形 ➤ 有无包块、活动是否受限 ➤ 甲状腺有无肿大、气管是否居中
胸	➤ 胸廓（有无鸡胸、漏斗胸、肋骨串珠、肋膈沟等畸形，两侧是否对称、心前区有无隆起、肋间隙有无饱满、凹陷、增宽或变窄，胸壁有无静脉曲张、皮下气肿，有无异常，计数 1 分钟呼吸次数） ➤ 乳房（有无发育、有无结节） ➤ 肺（是否有呼吸困难、呼吸音是否对称、有无异常，计数 1 分钟呼吸次数） ➤ 心（听诊有无杂音，计数 1 分钟心率）

续表

部位	检查内容
腹	➤ 有无腹胀、疝、包块、腹纹、有无压痛、反跳痛 ➤ 有无肝脾大、叩诊是否有异常音、叩击痛 ➤ 脐（脐带是否脱落、脐部有无红肿、渗出）
外生殖器和肛门	➤ 有无肛门闭锁、尿道下裂、两性畸形、有无肛瘘、肛裂 ➤ 男孩有无隐睾、包茎、鞘膜积液、腹股沟疝 ➤ 女孩有无阴道畸形、分泌物异常、阴唇粘连
脊柱四肢	➤ 脊柱弯曲度（生理性弯曲、病理性变形）、脊柱活动度、脊柱压痛及叩痛 ➤ 四肢比例、有无畸形（"O"形或"X"形腿、手镯、脚镯、杵状指/趾、匙状指/趾、多指/趾畸形） ➤ 有无红肿压痛及活动受限 ➤ 臀部、腹股沟和双下肢皮纹是否对称
神经系统	➤ 生理反射情况（如腹壁反射、提睾反射等浅反射、肱二头肌反射、跟腱反射等深反射） ➤ 有无病理反射（Babinski征、Oppenheim征、Gordon征） ➤ 有无脑膜刺激征（颈强直、Kernig征、Brudzinski征） ➤ 新生儿期还应检查原始反射，如觅食反射、吸吮反射、拥抱反射、握持反射等

2. 临床体征与可能缺乏的营养素　儿童个体可能同时存在多项临床表现和体征，病因也可能不止一种，需结合危险因素、膳食调查和进一步的实验室生化检查综合判断。临床检查的常见征象与相应可能缺乏的营养素见表1-4。

表1-4　临床体征与可能缺乏的营养素

部位	临床体征	可能缺乏的营养素
全身	低体重、生长缓慢	蛋白质 - 能量
	水肿、活动水平下降	蛋白质
皮肤	干燥、干鳞	维生素 A、必需脂肪酸
	干燥变厚	亚油酸
	角化过度、发囊周围斑秃	维生素 A
	苍白	铁、叶酸、维生素 B_{12}、铜
	日光性、压力性、外伤性皮炎	烟酸
	水肿	蛋白质
	瘀斑、瘀点、紫癜	维生素 C、维生素 K
	外阴、阴囊皮炎	维生素 B_2
	伤口愈合延迟	维生素 C、锌
	皮下组织菲薄	能量
头发	无光泽、发色改变、干枯、易断	蛋白质 - 能量
指甲	薄、匙状凸凹	铁
眼睛	灰色结膜	铁、叶酸、维生素 B_{12}、铜
	结膜干燥、角膜软化	维生素 A
	毕脱斑（浅灰、黄色或眼白上有白色泡状斑点）	维生素 A
	角膜周围充血	维生素 B_2

部位	临床体征	可能缺乏的营养素
口唇/黏膜	口角发炎	维生素 B_2、铁
	口角干裂、唇干裂	B 族维生素
	牙龈肿胀、出血	维生素 C
	牙龈发红	维生素 A
	味觉减退	锌
	鼻唇沟皮脂溢出	维生素 B_2
牙齿	龋齿、牙釉质斑点或凹凸不平	氟
	牙釉质发育不全	维生素 A、D
舌	舌炎、紫色、水肿	B 族维生素
颈	甲状腺肿大	碘
胸	串珠肋	维生素 D
腹部	肝大	蛋白质 - 能量
	腹胀	蛋白质 - 能量
骨骼/肌肉	软骨症	维生素 C、D
	颅骨软化、方颅、骨骺增宽	维生素 D
	骨压痛	维生素 C
	骨骼突出、肌肉消瘦、肌肉松软	蛋白质 - 能量
	肌肉压痛、肌肉疼痛	维生素 B_1
神经系统	眼肌麻痹	维生素 B_1、维生素 E
	手足抽搐	钙、镁
	反射减弱	维生素 E
	共济失调、感觉丧失	维生素 B_{12}、维生素 E

四、膳食评价

（一）评价方法

膳食调查是营养素摄入评价的基本组成部分，调查儿童在一段时间内的饮食情况，门诊常用的方法有 24 小时膳食回顾法（常规连续 3 天）和食物频数法。

1. 24 小时膳食回顾法　是通过问询，调查儿童 24 小时内实际膳食摄入情况，对其食物摄入量、种类、结构进行计算评估的一种方法。我国饮食品种多、烹饪方法复杂，儿童在家长工作日和休息日的饮食规律及内容也可能差别巨大。因此单日膳食调查结果往往缺乏代表性，常规选择回顾连续 3 天的情况，通常包含 2 个工作日和 1 个休息日。回顾法简便易行，调查过程不影响儿童日常进餐，但其准确性依赖于儿童家长的记忆力和判断食物种类、分量的能力。

调查要点：

（1）调查前使用食物模型或图谱帮助家长认识各种食物大小的参考重量，并问询儿童家中常用的容器和餐具的容量大小信息。

（2）回顾调查时，调查每 24 小时内的完全进食情况，包括早、午、晚的正餐、加餐、零食，以及全天的饮水或其他饮料量，按进餐时间顺序进行询问；对于每一餐次，按照主食、副食、饮料、水果等顺序来帮助家长回忆，避免遗漏。

（3）如无特别说明，调查的重量为可食部分的生重；询问记录是否为可食部分，以便计算时去掉不可食的部分；遇到多种原料组成的混合食物，应详细询问食物组成，准确估算每种食物的比例；问询儿童是否吃完全部，估算进食比例。

（4）如母乳喂养，记录每次喂养的时长；如配方奶喂养，问询品牌、冲调方法和冲调比例（一勺奶粉多少克，多少奶粉配多少毫升水）。

（5）问询是否进食营养补充剂，如鱼肝油、钙片、维生素等；问询食用油和调味品的使用情况及大致用量。

2. 食物频数法　是通过问询了解儿童在指定的一段时期内进食某些食物频率的方法，通常回顾过去1周至1个月内的进食情况。食物频数法多不涉及进食量，或仅对食物份额进行估量，是对儿童饮食史的定性或半定量调查。这种方法可以快速获得日常食物摄入的种类、结构和进食频率，反映儿童较长期的饮食习惯和营养素摄取模式。

（二）评价内容与指导要点

1. 膳食结构　6月龄内坚持纯母乳喂养，无法进行纯母乳喂养时首选适合6月龄内婴儿的配方粉，严格按照配方说明冲调。满6月龄起，在继续保证乳类喂养基础上及时添加辅食，食物种类逐渐达到多样化。食物搭配均衡、合理、不单调（有干有稀、有荤有素），每日膳食由适宜数量的谷类、乳类、肉类（或蛋、鱼类）、蔬菜和水果类四大类食物组成，在各类食物的数量相对恒定的前提下，同类中的各种食物可轮流选用，做到膳食多样化。

2. 能量摄入量和分配比例　根据膳食营养素参考摄入量（nutrient reference intake，DRIs）推荐满足儿童的能量需要及生长发育所需，考虑年龄、性别、生理健康状况和身体活动水平（0~6岁儿童每日能量推荐需要量不区分活动强度级别）。每天摄入总能量达到推荐的同龄儿供给量的85%为适量，低于70%为不足，长期超过推荐量的150%可引起肥胖。1岁以上儿童每日进餐主要包含3次正餐和2~3次加餐，热量分配大约为早餐热量占25%~30%（含上午加餐5%）、午餐热量占

40%（含下午加餐 10%）、晚餐热量占 30%~35%（含晚间加餐 5%）。

3. 餐次安排　6 月龄内婴儿按需喂养，喂养次数从最初几周内的每天 8~12 次逐渐降至 8 次，最长夜间无喂养睡眠可达 5 小时。7~9 月龄婴儿每天乳类喂养 4~6 次（可安排在早餐、早午餐之间、午晚餐之间、睡前，有的婴儿可能夜间仍需要 1 次），辅食 2 次（可安排在家庭午餐和晚餐时段，与家人用餐同步）。10~12 月龄婴儿每天辅食 2~3 次（可安排在家庭早餐、午餐和晚餐时段，与家人用餐同步），乳类喂养 3~4 次（可安排在早午餐之间、午晚餐之间、睡前，停止夜间喂养）。13~24 月龄幼儿每天与家人同步进食早、中、晚 3 次正餐，在此基础上还安排早午餐间、午晚餐间、睡前 1~2 小时进食 3 次加餐。2~5 岁儿童每天安排早、中、晚 3 次正餐，以及早午餐间、午晚餐间的 2 次加餐，晚餐时间比较早时，可在睡前 2 小时安排一次加餐。儿童两正餐之间应间隔 4~5 小时，正餐与加餐之间应间隔 1.5~2 小时。加餐分量宜少，以免影响正餐进食量。

4. 宏量营养素供能比　因年龄不同而变化，小年龄儿童的脂肪供能占比会更高一些。婴儿每日膳食中蛋白质、脂肪、碳水化合物所产生热量各占总热量的 12%~15%、35%~45%、45%~55%；1~3 岁幼儿占 12%~15%、20%~35%、50%~65% 为宜；4~17 岁占 12%~15%、20%~30%、50%~65% 为宜。

5. 蛋白质摄入量和优质蛋白比例　蛋白质摄入量应能达到推荐的同龄儿供给量的 80% 以上；来自动物性食物（肉、蛋、奶）和豆类的蛋白为优质蛋白，应占总蛋白供给量的 50% 以上。

6. 脂肪酸和添加糖摄入能量比例　限制饱和脂肪酸比例，4~17 岁儿童青少年摄入饱和脂肪占热量比不超过 8%；满足必需脂肪酸（亚油酸和 α- 亚麻酸）的适宜摄入量；限制膳食中的添加糖比例，不喝或少喝含糖饮料，4~17岁儿童青少年摄入添加糖占热量比不超过10%（表1-5）。

表1-5 中国儿童青少年膳食脂肪、脂肪酸、
碳水化合物和添加糖的可接受范围

年龄（岁）	脂肪	饱和脂肪酸	亚油酸*	α-亚麻酸*	碳水化合物	添加糖
0~	48%*	—	7.3%	0.87%	60g*	—
0.5~	40%*	—	6.0%	0.66%	85g*	—
1~	35%*	—	4.0%	0.60%	50%~65%	—
4~	20%~30%	<8%	4.0%	0.60%	50%~65%	<10%
7~<18	20%~30%	<8%	4.0%	0.60%	50%~65%	<10%

*适宜摄入量

7. 微量营养素摄入量 重点关注钙、铁、锌、维生素C、维生素A、维生素D的摄入。奶和奶制品是钙的优质来源；瘦肉、肝脏、动物血含铁丰富且铁吸收率高；常吃深绿色蔬菜（菠菜、油菜、芥菜、芹菜叶、莴笋叶、空心菜、茼蒿、韭菜、萝卜缨等）和橙红色蔬菜（西红柿、胡萝卜、南瓜、红辣椒、红苋菜、紫甘蓝等）；多吃整水果，不喝或少喝果汁。

8. 零食/点心 是指三次正餐以外进食的少量食物和饮料，多指早餐与午餐之间、午餐与晚餐之间的两次加餐。加餐以水果、奶类和坚果为主，可配少量松软面点，不喝或少喝含糖饮料。晚间如有加餐不宜安排甜食，以免发生龋齿。建议在正餐和加餐之外只为儿童提供水，这样有助于建立饥饿-饱足反馈，保证正餐的良好进行。

9. 其他 食物天然新鲜、多样、易消化，营养、卫生。烹制方法适当，少盐、少调料、少油炸；食物制作的质地配合口腔功能发展，适合儿童消化能力；注意食物的色、香、味、

形，以提高儿童食欲；食谱推荐兼顾特殊膳食需要（如食物过敏、肥胖），以及某些宗教和文化的特殊饮食习惯，考虑市场供应和季节变化，考虑儿童家庭经济条件。

0~6岁儿童的膳食模式和关键推荐可参考图1-2~图1-4。

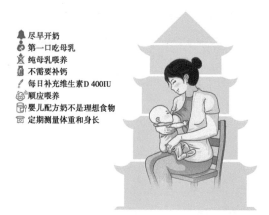

尽早开奶
第一口吃母乳
纯母乳喂养
不需要补钙
每日补充维生素D 400IU
顺应喂养
婴儿配方奶不是理想食物
定期测量体重和身长

图1-2 6月龄内婴儿母乳喂养关键推荐示意图

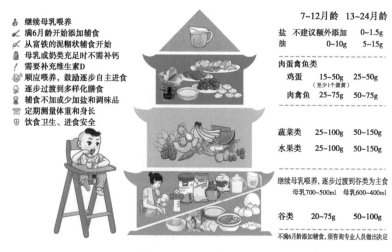

继续母乳喂养
满6月龄开始添加辅食
从富铁的泥糊状辅食开始
母乳或奶类充足时不需补钙
需要补充维生素D
顺应喂养，鼓励逐步自主进食
逐步过渡到多样化膳食
辅食不加或少加盐和调味品
定期测量体重和身长
饮食卫生、进食安全

	7~12月龄	13~24月龄
盐	不建议额外添加	0~1.5g
油	0~10g	5~15g
肉蛋禽鱼类		
鸡蛋	15~50g（至少1个蛋黄）	25~50g
肉禽鱼	25~75g	50~75g
蔬菜类	25~100g	50~150g
水果类	25~100g	50~150g

继续母乳喂养，逐步过渡到谷类为主食
母乳700~500ml 母乳600~400ml

谷类	20~75g	50~100g

不满6月龄添加辅食，须咨询专业人员做出决定

图1-3 7~24月龄婴幼儿平衡膳食宝塔

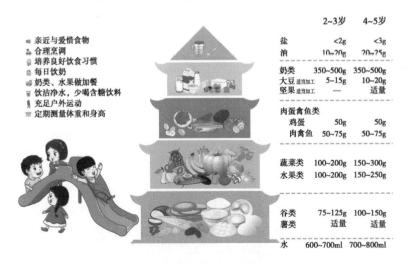

图1-4 学龄前儿童平衡膳食宝塔

五、饮食行为评价

饮食行为问题的发生与儿童养育环境、口腔功能、不良进食经历、气质、器质性疾病等因素有关。对怀疑或确认有器质性疾病的儿童，首先应会诊或转诊至专科诊治器质性疾病。排除器质性疾病后，如饮食行为问题仍持续存在，则进入饮食行为诊断和干预阶段，并密切监测儿童的体格生长指标。

（一）评价方法

1. 行为观察法 由专业人员观察儿童进食情况，观察者可根据评价内容获得儿童进餐活动中尽可能多的信息并作出专业判断，是客观评价儿童进食技能的重要方式。

行为观察法可采用现场观看或视频观看的方式，专业人员观察儿童自餐前准备至餐后活动的完整一餐进食情况。现场观看在临床应用中存在一定局限性：一方面在医疗机构中的观察可能无法完全反映儿童平日在家庭中的进食情况，另一方面在一餐的进食活动中，儿童部分进食问题可能并不能完全表现出来。家庭录制儿童进餐活动视频，由专业人员进行分析和评估，可在一定程度上弥补现场观看的不足，同时根据视频反映的实际情况给予家长干预指导也能有效地改变家长喂养行为，但视频拍摄的内容、角度和某些进餐细节的体现需要专业人员给予家长指导。

2. 问卷/量表评估　使用儿童进食行为、父母喂养行为的筛查问卷或量表进行评估时，应注意问卷或量表的适用人群、评价内容，以及如何解读评价结果，根据评价结果指导儿童进食行为的干预措施。

（二）评价内容

1. 进食状态

（1）进食的体位和姿势：进食时是否有特殊姿势，如躯干、颈部、四肢过度伸展或过度屈曲。

（2）进食的精神状态：是否喂养前即开始出现紧张状态（是否与喂养者、餐具、餐椅、用餐的房间等相关联）；进食过程中是否有哭闹、咳嗽；是否喂养后出现情绪紧张、反流、呕吐或过度哭闹；儿童进食过程的整体状态是否精神萎靡、对周围环境不感兴趣、与他人缺少言语及眼神交流；是否对除了进食以外的任何事情均感兴趣，注意力易分散，进餐时难以安坐。

2. 进食技能发育

（1）评价是否可以进食与年龄相适应的食物内容和质地（糊、碎末、块、手指食物）；是否完全或不完全回避某一种类、质地或稠度的食物；是否愿意尝试新食物（引入新食物时，家长通常要尝试的次数）。

（2）评价是否可以使用适合相应年龄的进食器具（手抓、勺、筷子、杯、婴儿座椅），是否具备相应年龄的自主喂食能力。通常情况下，儿童在7~9月龄可以开始自己抓取食物进食，用唇从勺中取食食物，尝试自己从小口杯中饮水；10~12月龄可以开始训练儿童自己用勺进食；12~14月龄开始训练儿童自己用普通杯喝水；在18~24月龄时儿童逐渐掌握自主使用勺子完成一餐进食，可以双手捧杯喝水，可以打开食物的简单包装纸和打开装有食物盒子的盖子。

3. 口腔感觉和运动功能　目前尚无统一标准的测试方法评价口腔功能，可参考儿童口腔功能发展的正常过程及儿童的一些特殊口腔行为表现，对儿童口腔的感觉和运动功能进行判断。

（1）进食液体食物：喂养液体时的吸吮/饮和吞咽功能（如吸吮的力度、有无协调的吞咽，舌包裹乳头及口腔颊部、上颚和下颌的运动协调和力量），喂养时口唇能否闭合且无食物流出，能否辅助下或自主用杯饮水。

（2）进食固体食物：进食食物时的咀嚼和吞咽功能（有无将食物团块在口中搅拌并在颊部两侧运送，有无颊部两侧的碾磨动作，或是食物滞留在口腔和舌中部的吸吮蠕动动作，有无将食物包含在颊部两侧或口腔前较长时间，有无吐出食物或恶心表现）；进食时食物残渣或液体漏出的量，能否通过唇舌运动清理口周残留食物；对不同气味、味觉、质地食物的接受度如何；对食物刺激是否敏感，是否积极寻求各种食物刺激；是否存在"厌新"现象。

4. 喂养关系

（1）家长是否了解儿童的饥饿-饱足信号，是否有意识为儿童创造饥饿-饱足循环，有意识引导儿童自主进食。

（2）家长是否采用强迫、惩罚及不恰当的奖励方式促进儿童进食。

（3）家长是否设定了进餐规则，是否随时随地迫切提示或满足儿童的进餐需要，是否有追着喂、使用玩具等小道具辅助儿童进食。

（4）家长与儿童间的言语、眼神、肢体交流情况，家长对儿童的进食状态是否特别关注、焦虑或担忧；是否能为儿童提供适量和多样化的食物。

5. 进食环境和进餐安排　进餐地点，进餐时提供的餐具，座位安排和进餐人员参与情况，周围是否有电视、玩具、手机、平板电脑等干扰物。每日餐次，每餐距离上一次进餐的时间安排，每一餐大约需要进食多久，进餐前后是否有引起儿童情绪剧烈波动或较大强度的活动。

六、实验室检测

目前对于人体内许多营养素的营养状况尚缺乏统一的可靠的生物学检测方法，实验室生化检查所提供的数据可能与营养素在体内的真实状况有一定的差距，因此仅具有相对的临床参考作用，在儿童营养状况评价时不应滥用。

（一）检测方法

人体营养状态的实验室检测方法包括：直接测定血液中各种营养素的水平；测定各种营养成分经尿排出的速率；测定血液或尿液中各种营养素的代谢产物；测定与各种营养素有关的酶活性；给予大剂量营养素后测定尿中排出量，即负荷试验；测定与某些营养素转运、储存有关的结合载体（蛋白质、多肽等）浓度；采用双能 X 线吸收测量技术或生物电阻抗技术进行身体成分（骨密度、脂肪组织、骨矿物质等）测定；采用间接能量测定仪测定静息能量消耗。

（二）影响检测结果的因素

1. 感染　多种重要营养素的血液生物学标记物水平可受感染影响，如视黄醇、25-OH-D、血清铁蛋白、转铁蛋白受体、锌、总脂质、维生素 C 等。此外，运铁白蛋白、视黄醇结合蛋白与感染和创伤有关。一次检测的异常结果难以说明是营养素异常还是感染所致，或两者均有。感染时可伴 C- 反应蛋白或其他炎症指标异常，可帮助鉴别。

2. 疾病　肥胖可影响视黄醇 / 视黄醇结合蛋白（RBP）比值。高血铜可见于 Menkes 病（钢发综合征）、血色沉着病、胆汁性肝硬变、甲状腺功能亢进、各种感染、各种急慢性恶性疾病（包括白血病）。

3. 药物　雌激素、避孕药可致尿铜升高，低蛋白血症、吸收不良、肾病综合征时尿铜可下降，补充锌可干扰肠道正常铜吸收致低铜血症。

4. 标本来源　实验室评估营养状况的检测多采用血液、尿液样本，也有采用毛发、唾液等标本评价儿童营养状况的方法。但毛发、唾液等标本受环境因素影响较大，检测结果不可靠。如发锌受头发生长速度、环境污染、洗涤方法及采集部位等影响，其结果与血浆锌无相关，故发锌不宜作为诊断锌缺乏的可靠指标。

（三）I 型营养素的检测指标

I 型营养素包括铁、碘、钙、铜、氟、锰、硒及维生素类。缺乏时首先表现为组织中含量下降，出现相应的临床症状，但体格生长基本正常；如若持续时间长、严重时可继发生长障碍。Ⅰ型营养素缺乏的判定应依据营养素摄入不足或丢失过多的危险因素、临床体征，以及直接测定营养素在组织中的浓度或代谢产物来综合判定。

1. 铁　用于辅助筛查、诊断某些疾病（如贫血、血液系统疾病、感染等），监测治疗效果的常见检测指标：

（1）血红蛋白：血红蛋白检测为筛查方法，简单、价廉、易于操作，但是为非特异性实验。

（2）血清铁蛋白：血清铁蛋白为含铁的蛋白复合物，是铁贮存于人体的主要形式，该指标的测定是判定体内铁贮存的金标准，但可受感染、炎症影响。

（3）血清铁：血清铁为铁与血浆中的转铁蛋白结合的复合物，转铁蛋白将循环中的铁转运到红细胞制造血红蛋白。

（4）血清转铁蛋白受体：血清转铁蛋白受体为功能性铁的灵敏标记物，缺乏标准化检测方法。

2. 碘　用于筛查人群碘营养状况、辅助评价机体碘营养状况与功能的常见检测指标：

（1）尿碘：尿碘检测适合筛查人群碘营养状况，90%以上的膳食碘从尿排出，故尿碘水平是评估膳食碘和体内碘营养状况的标准方法，反映近期碘摄入状况。

（2）甲状腺功能：碘在体内主要作用是合成甲状腺素，检测甲状腺功能间接反映机体碘营养状况与功能，包括血清蛋白结合碘、血清甲状腺素、血清游离甲状腺素、血清三碘甲腺原氨酸、血清促甲状腺激素、血清反三碘甲腺原氨酸、血清甲状旁腺激素、血清甲状腺球蛋白。

3. 钙　临床判断钙营养状态的实验室方法选择受限。人体的钙营养与膳食含钙量、维生素D、血磷与激素水平等因素有关，血钙水平通常被严密调控维持在较窄范围，尽管膳食钙摄入不足，或骨质疏松时钙从骨骼流失，血钙水平仍然可维持正常水平。检测血离子钙水平可了解身体钙的状况，但不反映骨骼的贮存钙，不能用以评价膳食钙与骨钙丢失状况。

4. 铜　用于辅助诊断肝豆状核变性疾病、铜缺乏症综合征（卷发综合征）及梗阻性肝脏疾病等的常见检测指标：

（1）血清铜：是血浆铜蛋白的重要组成成分，参与合成黑色素及胶原物质。

（2）尿铜：胆囊系统是铜排泄的主要途径，收集 24 小时尿液，4 小时内检测尿铜。

（3）血浆铜蓝蛋白：血浆铜蓝蛋白是体内铜功能的生物标志物，与膳食摄入铜的状况灵敏性和特异性无关，不是评价健康个体铜营养状况的生物标志物。

5. 维生素 A　用于辅助诊断维生素 A 缺乏与过量的常见检测指标：

（1）血清视黄醇：血清视黄醇检测临床应用较广泛，适用于人群维生素 A 营养状况的评价，是诊断的金标准。

（2）视黄醇结合蛋白：视黄醇结合蛋白是血液中维生素的转运蛋白，检测方法较稳定。

6. 维生素 D　用于辅助评价维生素 D 缺乏与过量，鉴别不同病因的佝偻病与骨质疏松症，监测维生素 D 替代治疗的常见检测指标：

（1）血浆 25-OH-D：血浆 25-OH-D 可反映体内维生素 D 暴露状况，其浓度也与生理状况、身体脂肪组织、血液稀释情况、年龄、疾病、肝脏营养状况、肾功能等有关。

（2）甲状旁腺功能：甲状旁腺功能为维生素 D 的功能生物标记物。

7. 维生素 C　用于辅助诊断维生素 C 缺乏与过量的常见检测指标：

（1）血浆维生素 C：血浆维生素 C 浓度可反映膳食维生素

C 摄取情况，但与临床诊断往往不完全平行。如禁食后检测血浆维生素 C 浓度正常时，可排除坏血病，但血浆维生素 C 水平较低时也不能证实坏血病的存在。

（2）尿负荷试验：尿液维生素 C 含量与膳食摄取量及体内储存情况有关，可作为维生素 C 营养状况的评价指标。维生素 C 缺乏时尿液维生素 C 可下降，若立即补充维生素 C，尿维生素 C 水平难以快速恢复正常，因需先恢复体内组织储存，待血液内含量增多后，过剩的维生素 C 才由尿中排出。因此，尿负荷试验可间接反映机体维生素 C 代谢池的状况。

8. 维生素 B_1（硫胺素）　用于辅助评价硫胺素缺乏，鉴别其他原因的多发性神经炎的常见检测指标：

（1）全血与血清（浆）硫胺素检测：全血硫胺素检测是目前较好的评估硫胺素体内状况的方法；血浆中只有 <10% 的硫胺素，故血清（浆）硫胺素检测敏感性和特异性较差。

（2）硫胺二磷酸检测：硫胺二磷酸是硫胺素的活性形式，较硫胺素易于检测。硫胺二磷酸血浆（血清）含量低，检测全血或红细胞的硫胺二磷酸的敏感性、特异性高，是判断体内硫胺素营养状况和贮存的最准确方法。

（3）尿负荷试验：可采用尿液维生素 B_1 排出量和转酮酶活性系数分析 24 小时负荷试验和任意一次尿中维生素 B_1 与肌酐排出量的比值了解尿中维生素 B_1 排出量。

9. 维生素 B_2（核黄素）　用于辅助评价核黄素缺乏的常见检测指标：

（1）红细胞谷胱甘肽还原酶活性：检测红细胞谷胱甘肽还原酶活性系数可间接评估核黄素营养状况。此方法不适用于谷胱甘肽还原酶缺乏、葡萄糖 6- 磷酸脱氢酶缺乏和 β- 地中海贫血者。

（2）红细胞核黄素：直接检测红细胞核黄素，与谷胱甘肽还原酶活性系数具有可比性，且不受其他因素影响。

10. 维生素 B_6（吡哆素） 用于辅助评价维生素 B_6 缺乏，诊断低磷酸酯酶症的常见检测指标：

（1）血浆 5- 磷酸吡哆醛：可较准确反映血浆维生素 B_6 营养状况。

（2）尿 4- 吡哆酸：直接检测 24 小时尿 4- 吡哆酸可反映近期维生素 B_6 摄入量。

（3）红细胞天门冬氨基酸转氨酶和谷丙转氨酶活性系数测定：广泛应用于评价长期维生素 B_6 营养状况。

11. 叶酸 用于辅助诊断大细胞贫血，鉴别叶酸和维生素 B_{12} 缺乏，评价监测某些药物治疗（如苯妥英钠、普里米酮、水杨酸偶氮磺胺吡啶、氨苯蝶啶、盐酸二甲双胍）时叶酸营养水平，常见检测指标为血清叶酸。血清叶酸水平对叶酸摄入量的变化和叶酸代谢的暂时变化比较敏感，低血清叶酸水平不一定反映体内储存的耗竭。血清叶酸水平检测特异性较低。

12. 维生素 B_{12}（钴胺素） 用于辅助评价维生素 B_{12} 缺乏的常见检测指标为血清维生素 B_{12}。目前公认将血清维生素 B_{12} 水平作为维生素 B_{12} 缺乏或亚临床缺乏的诊断指标。诊断大细胞性贫血应同时检测血清叶酸与维生素 B_{12} 水平。

（四）Ⅱ型营养素的检测指标

Ⅱ型营养素包括组成蛋白质的氨基酸、锌、氮、钾、磷、硫、镁，以及能量（脂肪、碳水化合物）。缺乏时常表现为体重和身长（身高）生长速度下降，但组织中含量正常，无特殊临床症状与体征。Ⅱ型营养素互相关联，如锌、氮、钾、磷、硫、镁、氨基酸均为蛋白质的组成成分，蛋白质 - 能量缺乏常同时伴有其他几种营养素缺乏，如锌、磷、硫。

1. 蛋白质 用于辅助评价蛋白质营养状况，监测重度蛋白质营养不良治疗效果的检测常见指标：

（1）血浆（清）蛋白：血浆（清）蛋白测定是临床评价蛋白质营养状况的常用指标。白蛋白是目前评价蛋白营养状况的常用生化指标，持续低白蛋白血症是判断营养不良的可靠指标之一，但半衰期较长，灵敏度较低，急性蛋白质丢失或短期内蛋白质摄入不足时，白蛋白仍可以维持正常。血浆前白蛋白反映急性蛋白质缺乏比白蛋白敏感。血浆视黄醇结合蛋白，因半衰期短，可快速反映营养治疗的效果，又称体内快速反应蛋白，但因受其他因素影响结果易波动。血清运铁蛋白可反映机体蛋白质的治疗效果，但浓度受血清铁的影响。当长期蛋白质能量营养不良时，机体也可表现为血清免疫球蛋白（如 IgA、IgG、IgM）和外周血总淋巴细胞计数下降、迟发性皮肤过敏试验反应低下等。

（2）血清氨基酸比值：严重蛋白质营养不良儿童血亮氨酸、异亮氨酸等必需氨基酸和酪氨酸、精氨酸等非必需氨基酸减少，而其他非必需氨基酸正常或增高。空腹血清氨基酸比值 =（甘氨酸 + 丝氨酸 + 谷氨酸 + 牛磺酸）/（异亮氨酸 + 亮氨酸 + 缬氨酸 + 蛋氨酸），升高提示蛋白质营养不良。

2. 脂类　常用血脂检测辅助判断营养状态，如营养低下时血脂下降，营养过剩时血脂上升，也可用于评价饮食干预与药物治疗效果。评价脂类营养的常见检测指标，包括血清总脂、血清总胆固醇、游离胆固醇和胆固醇酯、血清高密度脂蛋白胆固醇、血清低密度脂蛋白胆固醇、血清极低密度脂蛋白胆固醇、血清总甘油三酯、血清游离脂肪酸等。

3. 碳水化合物　辅助判断营养不良的严重程度、合并症与治疗反应。常见检测指标：血清葡萄糖、血浆胰岛素、血浆胰高血糖素、葡萄糖耐量实验、胰高血糖素耐量实验、尿糖定性、尿糖定量等。

4. 锌 目前评价个体锌营养状态缺乏简单、有效的实验诊断方法。血浆锌可用于评价人群血锌状况，但评价个体锌营养状况敏感性与特异性低。血浆锌水平下降机体不一定为缺锌状态，机体锌缺乏时血浆锌也可正常。因此，血浆锌仅作为个体锌营养状况评价参考指标。

第二章

常见营养喂养问题

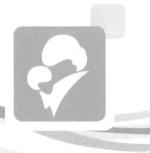

第一节
母乳喂养问题

一、拒绝母乳喂养

（一）问询病史和临床评估

1. 拒绝母乳喂养的情况　初次发生的时间和原因、目前每日母乳喂养次数、婴儿拒绝母乳喂养的表现和次数。有无用奶瓶喂养、使用安慰奶嘴和配方奶。

2. 喂养情况　评估母乳喂养姿势和体位是否正确舒适、婴儿含接是否正确、吸吮是否有力、吞咽有无困难或不协调（呛奶）；母亲乳汁有无太多或射乳反射过强；母乳喂养量、辅食添加情况、最近有无添加新的食物和营养补充剂；最近是否与母亲分离、母亲气味发生变化；家庭成员家庭环境近期有无改变。母乳喂养情况的现场观察和评估可参考表2-1。

3. 出生情况和伴随症状　是否为早产儿，有无感染、脑损伤（缺氧缺血性脑病、颅内出血等）、鼻塞、口腔痛（鹅口疮、长牙）、产伤、母亲使用镇静剂、母亲生病或乳腺炎。

表 2-1　母乳喂养现场观察表

母亲姓名：	日期：
婴儿姓名：	婴儿年龄：
（括号内征象仅指新生儿，不是大些的婴儿）	
母乳喂养进行良好的征象	**可能出现困难的征象**
体位：	
□ 母亲放松，觉得舒适	□ 肩部紧张倾向婴儿
□ 婴儿身体贴近母亲，面向乳房	□ 婴儿身体远离母亲
□ 婴儿的头及身体在一直线上	□ 婴儿颈部扭曲着
□ 婴儿的下颌碰到乳房	□ 婴儿下颌未贴近乳房
□ （婴儿的臀部被托着）	□ （仅肩及头被托着）
反应：	
□ 若饥饿，婴儿贴近乳房	□ 对乳房无反应
□ （见婴儿觅食反射）	□ （未见到婴儿觅食反射）
□ 婴儿用舌头探找乳房	□ 婴儿对乳房不感兴趣
□ 婴儿在乳房部位很安静，很机敏	□ 婴儿烦躁啼哭
□ 婴儿含接乳房	□ 婴儿滑离乳房
□ 有射乳征象（乳汁露出，子宫收缩痛）	□ 无射乳征象
感情联系：	
□ 安全自信地抱着婴儿	□ 紧张或无力地抱着婴儿
□ 母亲面对面注视着婴儿	□ 无母婴目光的接触
□ 母亲常抚摸婴儿	□ 几乎不抚摸，摇晃及抖动婴儿
乳房外观：	
□ 哺乳后乳房变软	□ 乳房肿胀
□ 乳头突出伸长	□ 乳头扁平或内陷
□ 皮肤表现健康	□ 乳头皲裂或皮肤发红
□ 在哺乳时乳房看起来为圆形	□ 乳房被牵拉或拉长

续表

吸吮：	
□ 嘴张的很大	□ 嘴未张大、颌向前伸
□ 下唇向外翻	□ 下唇向内卷
□ 舌头呈勺状环绕乳晕	□ 看不见婴儿舌头
□ 面颊鼓起呈圆形	□ 面颊紧张或凹陷
□ 婴儿嘴上方有更多的乳晕	□ 婴儿嘴下方有更多的乳晕
□ 慢而深的吸吮，有时突然暂停	□ 仅是急促的吸吮
□ 能看或听到吞咽	□ 能听到咂嘴及弹响声
吸吮所用时间：　婴儿吸吮＿＿＿分钟	
□ 婴儿松开乳房	□ 母亲把婴儿抱离乳房

4. 生长发育　了解出生体重、目前体重、身长，评估体重、身长有无增长不良；小便的次数和颜色、大便的次数和形状。

（二）危险信号

伴随以下症状之一者，应考虑存在器质性疾病情况，需及时转诊或会诊。

1. 吸吮和吞咽困难、呛奶、呕吐。

2. 发热伴其他感染症状。

3. 体重增长不良。

4. 尿次数少于每日 6 次。

（三）处理方法

1. 治疗或去除原因

（1）生病：帮母亲将奶挤出，用杯子或滴管喂婴儿，直至恢复哺乳；应用适当的抗生素或其他方法治疗感染，必要时转诊；如果婴儿不能吸吮，有可能需要住院进行特殊治疗。

（2）疼痛

1）产伤：帮助母亲选择适宜的喂哺姿势（环抱式、交叉式等），避免碰触婴儿产伤部位。

2）鹅口疮：用制霉菌素治疗。

3）长牙：鼓励母亲有耐心，坚持母乳喂养。

4）鼻塞：向母亲解释如何清除鼻塞，建议在鼻塞期间，增加喂哺次数，缩短每次吸吮的时间。

（3）镇静剂：试着唤醒婴儿并进行母乳喂养，如婴儿吸吮困难，采用辅助喂养技术。

2. 改善母亲喂养技术　和母亲一起讨论喂养困难的原因，当喂哺婴儿时，在技术上给予实际的帮助。

（1）乳汁过多：乳汁太多，建议母亲每次喂哺时先充分吸吮一侧乳房，直至吃空（至少吸吮 20 分钟或乳房变软），然后再换另一侧乳房，至婴儿自动放弃。下一次喂哺时从另一侧乳房开始吸吮。这样婴儿就能吃到含有丰富脂肪的后奶，确保体重增长。喂哺后，建议不要将乳房中剩余的乳汁挤出，以保证母婴供需平衡。流速太快，可以采用剪刀式握持乳房以减慢流速。

（2）环境改变使婴儿不适：尽量减少母婴分离和环境改变；母乳喂养期间母亲尽量不要更换肥皂、香水等改变母亲气味的日用品；如果母亲恢复月经，应注意经期卫生。

（3）表面上拒奶：如婴儿摆动头部寻找乳房，是正常现象，母亲可抱紧婴儿，紧贴乳房，使之易于含接。如果婴儿吃奶时注意力不集中，建议找一个安静的地方喂哺。

3. 帮助母亲重新开始母乳喂养

（1）建议母亲尽可能自己照顾婴儿，按需哺乳，多进行皮肤接触。

（2）教给母亲挤一点奶到婴儿嘴里，调整婴儿吃奶的体位，使之易于含接乳房。喂哺时母亲不要采取按压婴儿头部、摇晃乳房等方式强迫婴儿吸吮。

（3）如果将母乳挤出，要用杯子（或勺）喂婴儿，也可采用滴管或母乳喂养辅助器乳旁加奶的方法。避免使用奶瓶、奶嘴或其他类型的安慰奶嘴。

（四）随访

2周随访。如已重新开始母乳喂养，评估喂养情况和婴儿大小便情况，监测体格生长状况；如情况未改善或出现生长不良，及时转诊或会诊（图2-1）。

二、母乳性黄疸

（一）问询病史和临床评估

1. 问询病史

（1）黄疸情况：黄疸在出生后多久出现；是在生理性黄疸之后发生，还是在生理性黄疸减轻后又加重；黄疸持续时间；大便和小便的颜色。

（2）分娩方式，是否早产；有无新生儿溶血、头颅血肿、皮下淤血、窒息、产伤、缺氧缺血性脑病、颅内出血；有无出生缺陷；有无低血糖、感染，有无任何其他临床症状；出院前胆红素值。

（3）喂养情况：目前喂养方式，是否为纯母乳喂养，母乳喂养次数。

2. 体格检查和实验室检查

（1）测身长、体重、头围。

（2）有无特殊面容，皮肤、黏膜、巩膜颜色。

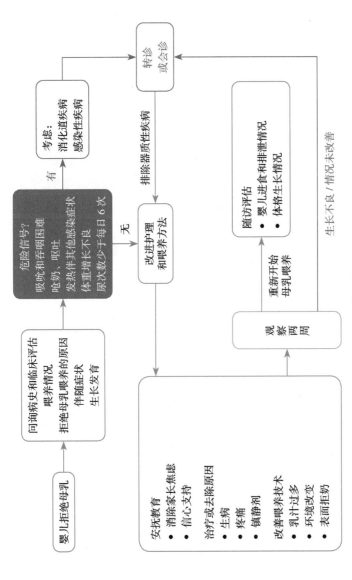

图 2-1 拒绝母乳喂养问题管理流程图

（3）吸吮和吞咽功能。

（4）有无呼吸急促、口周发绀。

（5）听诊有无心音异常、心脏杂音、呼吸音异常。

（6）腹部触诊、脐部检查。

（7）神经发育检查，包括四肢活动度及对称性、肌力、肌张力、反射。

（8）血清总胆红素或经皮胆红素测定，必要时检测肝功能、甲状腺功能。

（二）危险信号

伴随以下症状之一者，应考虑存在器质性疾病情况，如感染（脐炎、肺炎、败血症等）、肝脏疾病（胆道闭锁、肝炎等）、遗传性疾病（G-6-PD 酶缺乏、甲状腺功能减退等），需及时转诊或会诊。

1. 嗜睡、精神萎靡。

2. 喂养困难、吸吮困难。

3. 发热。

4. 肝脾大。

5. 脐部红肿或有脓性分泌物。

6. 大便颜色灰白。

7. 肌张力异常。

8. 肝功能、甲状腺功能异常。

9. 生长不良（体重、身长、头围增长不良）。

（三）评估母乳性黄疸类型

1. 早发型母乳相关性黄疸　在生后第 1 周，因母乳喂养不足而引起的黄疸，也称母乳喂养不足性黄疸。临床特点包括：

（1）单纯母乳喂养，开奶晚，哺乳次数少，或因添加葡萄糖水而对母乳需求降低。

（2）排尿少、颜色深，胎粪排出延迟或排便少，均提示新生儿母乳量摄入不足。

（3）体重下降幅度大，如果生理性体重下降超过出生体重的 7%，或出生后 7 天仍未恢复出生体重，或日后平均体重增长不足 30g/d，则提示新生儿母乳量摄入不足。

（4）黄疸高峰常在生后 1 周内，非溶血性未结合胆红素增高；如诊断治疗不及时，可发展为重度黄疸（>20mg/dl），有引起胆红素脑病的危险。

2. 迟发型母乳性黄疸　多发生在充足的母乳喂养之后，大约在生后 2~3 周。临床特点包括：

（1）单纯母乳喂养。

（2）大便颜色金黄，小便颜色不黄。

（3）生长发育良好，体重增长满意。

（4）胆红素下降较慢，于生理性黄疸之后胆红素浓度达到第二个高峰，可能持续数周至 2 个月；黄疸程度以轻度至中度为主，血清胆红素主要为未结合型，肝功能正常，无贫血，无其他病理因素；预后一般良好，很少引起胆红素脑病。

（四）处理

1. 处理原则　既要防止过度黄疸所致的毒性，又要确保母乳喂养的成功。

2. 早发型母乳相关性黄疸

（1）确保母乳喂养：实行母婴同室，鼓励按需哺乳：每日 10~12 次；夜间勤喂，每侧乳房的哺乳时间不受限制。

（2）按需哺乳：不需喂水，如有医学指征（尿便少、体重下降过多）在按需哺乳的基础上添加配方奶。

（3）间歇光疗：血清胆红素大于胆红素干预值或有其他高危因素时，应间歇光疗。但不应停止母乳喂养，允许母亲在光疗间歇期进行母乳喂养并照顾新生儿。

3. 迟发型母乳性黄疸

（1）一般血清胆红素 <256.5μmol/L（15mg/dl）不需要特殊治疗，黄疸可渐减退。继续母乳喂养，监测胆红素变化。

（2）血清胆红素为 256.5~342μmol/L（15~20mg/dl），可暂停母乳 3 天代以配方奶，血胆红素下降 30%~50% 后再喂母乳，胆红素不会达到原有水平，待自然消退。

（3）血清胆红素 >342μmol/L（20mg/dl），除暂停母乳外应采用光疗。注意结合新生儿的胎龄和日龄等具体情况，密切监测胆红素。胎龄和日龄越小，治疗应越积极。

（五）随访

根据胆红素值制订合适的随访计划，一般随访间隔不超过 1 周。如胆红素值稳定下降且生长良好，评估婴儿进食和大小便情况，可适当延长随访时间间隔，继续监测胆红素值和体格生长状况；如情况未改善或出现危险信号，及时转诊或会诊（图 2-2）。

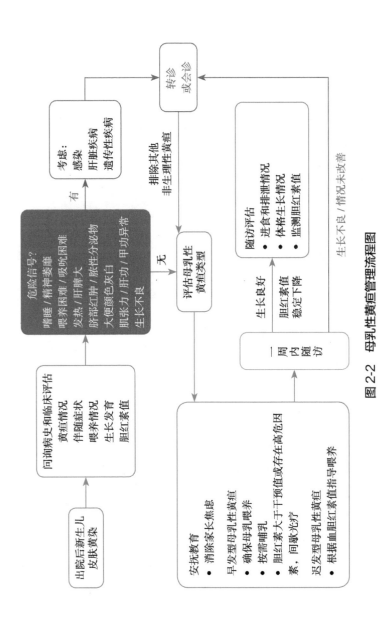

图 2-2 母乳性黄疸管理流程图

第二节
胃肠道常见问题

一、频繁溢奶

（一）问询病史和临床评估

1. 溢奶情况　溢奶的频率、发生的时间（如餐后还是空腹，餐后马上还是 1 小时后）、一次溢奶的持续时间、溢奶量、溢奶时婴儿的体位。

2. 伴随症状　溢奶时是否伴有痛苦表情或异常姿势（Sandifer 姿势），是否伴有喂养困难、吞咽困难、呛奶 / 误吸、恶心、频繁呕吐、吐血、易激惹、易哭闹、发作性咳嗽、呼吸暂停。必要时进行腹部 B 超检查以排除肥厚性幽门狭窄，以及大便常规和潜血试验检查。

3. 喂养情况　喂养方式、喂奶量、喂奶间隔时间、喂养姿势、辅食添加时间、近期有无添加新的辅食或食品补充剂。

4. 生长发育　胎龄、出生体重、目前的体重、身长和头围，评估有无体重、身长、头围增长不良及生长发育迟缓。

筛查评估可参考附录 4 婴儿胃肠道常见问题筛查评测表。

（二）危险信号

频繁溢奶伴随以下症状之一者，应考虑存在病理情况，如胃食管反流病、牛奶蛋白等食物过敏、嗜酸粒细胞性食管炎、肥厚性幽门狭窄等，需要及时转诊或会诊。

1. 恶心、频繁呕吐、吐血。

2. 喂养困难、吞咽困难、呛奶。

3. 易激惹、易哭闹。

4. 发作性咳嗽、呼吸暂停。

5. 表情痛苦或异常姿势（Sandifer 姿势，类似斜颈样的"公鸡头样"姿势）。

6. 生长不良（体重、身长、头围增长不良）。

（三）安抚教育

1. 大部分婴儿哺喂后会有溢奶现象，即从嘴里吐出少量乳汁，或吃奶一段时间后有少许酸味小块状奶吐出，属正常生理现象。约 40%~60% 的小婴儿每天溢奶多于 1 次。

2. 溢奶现象会随婴儿月龄增加而有所减轻，6~8 月龄后溢奶次数减少，1 岁左右大部分会消失。

3. 人工喂养儿比母乳喂养儿更易出现溢奶。

4. 溢奶比较频繁的婴儿，要密切观察其体格生长情况。如果婴儿体重、身长和头围增长正常，不伴其他症状，可通过正确的喂养和护理方法减少溢奶的发生。

（四）护理指导

1. 婴儿应该在清醒状态下哺乳，取半坐位或斜位。

2. 母乳喂养时应让婴儿含住大部分乳晕，人工喂养时奶瓶中的奶汁要充满奶头，减少过多气体吞入胃内。

3. 餐后体位调整可以减轻婴儿溢奶症状。喂奶后不要急于放下婴儿，可以竖抱，让婴儿趴在成人的肩头，用手轻拍背部（若能打嗝排出胃内气体更好）；也可尝试在喂奶 3~5 分钟后，暂停哺乳，轻拍婴儿背部，再继续哺乳。

4. 对于溢奶频繁的新生儿或小婴儿，仰卧时可将床头抬高 15°~30°，以减少溢奶。

5. 在婴儿哺乳前更换干净的尿布，减少哺乳后因体位改变导致的溢奶。若哺乳后因婴儿排便一定要更换尿布时，要注意尽量不要让婴儿的下肢及腹部高于躯干，以防止胃内压力升高。在清洗婴儿会阴及肛门时，也应使臀部处于身体低位。

（五）喂养指导和饮食干预

1. 提倡母乳喂养、顺应喂养。纯母乳喂养是预防婴儿溢奶最佳的喂养方式；喂养时要留意观察婴儿发出的动作、表情、声音等信号，及时做出恰当、有针对性的反应，以满足婴儿的真实需求。

2. 可采用少量、多次的喂养方式，以防一次性喂食奶量过多、胃部饱胀而引起溢奶。避免强迫喂养、过度喂养。婴儿满月后，白天大约每间隔 2~3 小时哺喂一次，一般母乳喂养间隔时间稍短，而配方奶喂养间隔时间可稍延长；夜间哺喂时间应视婴儿睡眠状况而定。婴儿满月后夜间哺喂间隔可 4 小时以上，每次喂养时间不宜超过 20 分钟，以免过度喂养，增加溢奶风险。

3. 防溢奶的配方奶是通过在配方中加入淀粉、角豆粉或麦芽糊精等增加稠厚度，可减轻溢奶程度。应该强调，在有条件的情况下，不提倡自制增稠配方奶，也不宜长期食用。因为通过普通配方奶额外添加米粉这样自制的增稠配方奶会明显增加婴儿热能摄入，长期喂养增加超重风险。此外，这种自制的增稠配方奶可致配方奶渗透压过高，刺激食管下括约肌，反而可能加重胃食管反流和溢奶，高渗透压也会增加新生儿，尤其是早产儿患坏死性小肠结肠炎的风险。

4. 给予稠厚的食物可以减轻溢奶症状。婴儿 6 个月时，可在继续母乳喂养或配方奶喂养的基础上合理添加辅食，添加泥糊状辅食可能有助于减少婴儿溢奶，而过多地喂水和添加果汁、菜汁会加重溢奶的发生。对于少数溢奶或吐奶比较严重的婴儿，可以考虑适当提前添加稠厚的泥糊状辅食，但必须在满 4 月龄后。总之，应适时合理添加辅食，并遵循辅食添加原则，避免过度喂养。

5. 对于高度怀疑牛奶蛋白过敏的婴儿，按照牛奶蛋白过敏诊治规范进行诊断和干预，或转诊至消化／免疫专科。

（六）随访

2 周随访。如症状改善，继续评估喂养、溢奶情况，监测体格生长情况；如护理、喂养指导和饮食干预均未能改善症状，或出现生长不良，及时转诊或会诊（图 2-3）。

二、过度哭闹

（一）问询病史和临床评估

1. 哭闹发作情况　哭闹发作的频率、持续时间，哭闹是否为阵发性，突然开始、突然结束，难以安抚等。

2. 伴随症状　观察哭闹的婴儿面容，检查生命体征；是否伴有腹胀、腹泻、尿布疹或全身皮疹；有无烦躁、频繁溢奶、呕吐，甚至呕血；有无腹泻、便血；有无皮肤及呼吸道的过敏症状和体征（皮疹、发作性咳嗽等）；有无中枢神经系统

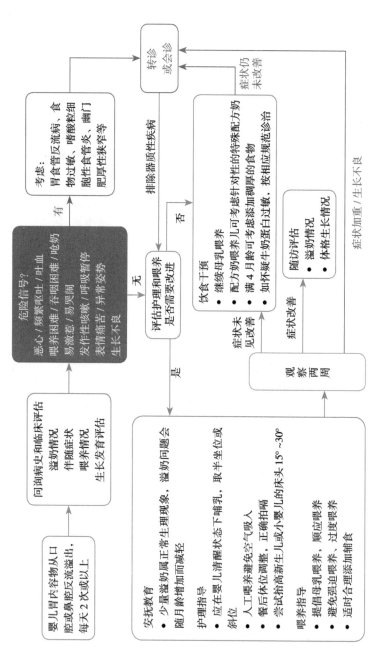

图 2-3 频繁溢奶管理流程图

疾病的症状（如抽搐）和体征。必要时进行腹部 B 超、大便常规及潜血试验等检查。

3. 个人史　了解胎龄、出生体重、目前的体重、身长和头围，评估有无体重、身长、头围增长不良及生长发育迟缓。了解近期的患病情况（尤其是肠道感染史、是否使用抗生素）。

筛查评估可参考附录 4 婴儿胃肠道常见问题筛查评测表。

（二）危险信号

过度哭闹伴随以下症状之一者，应考虑存在病理情况，如胃食管反流病、牛奶蛋白等食物过敏症、肠梗阻、肠套叠、遗传代谢性疾病、感染性疾病等，需及时转诊或会诊。

1. 频繁溢奶、呕吐、吐血。

2. 发热。

3. 便血（大便潜血试验强阳性）。

4. 口唇或眼睑肿胀、皮疹。

5. 发作性咳嗽。

6. 表情痛苦或异常姿势（Sandifer 姿势，类似斜颈样的"公鸡头样"的姿势）。

7. 突然出现阵发性哭闹，伴有面色改变，且反复发作。

8. 生长不良（身长、体重、头围增长不良）。

（三）安抚教育

1. 告知家长小婴儿哭闹可能是发育过程中一过性的现象，大多在 5 个月后会逐渐好转；由于婴儿气质不同，婴儿发作性哭闹在这一时期表现的轻重程度有所不同，需要对家长进行科普教育，以消除家长的紧张心理。

2. 鼓励家长以正常心态面对，如在安抚孩子过程中，关注婴儿良好积极的特征，如哭闹频次减少、时间缩短、生长发育良好，安抚家长不必过于紧张和焦虑。必要时评估家长的心理状况，因为长期的精神压力可能会削弱家长的养育信心，引发不良的养育行为。

3. 帮助家长制订可操作的应对计划，如家庭人员要轮流替换安抚婴儿，确保每个家长有足够的时间休息，有足够的精力与耐心完成安抚任务；教家长记录哭闹日记，有助于医生了解婴儿哭闹发生的时点、频次和持续时间，也有利于缓解家长的焦虑情绪。

4. 定期进行体格检查及心理行为发育评估，及时了解婴儿生长发育水平，有足够证据帮助家长理解发育过程中一过性的哭闹现象，对家长的努力要给予表扬和鼓励。

（四）护理指导

对于哭闹的婴儿可以采取缓解哭闹的五种方法：

1. 襁褓法 用大方巾紧紧包住婴儿，给予类似子宫的束缚，让婴儿获得安全感。

2. 按摩法 温热手以肚脐为中心做顺时针方向的按摩，或者以温热毛巾敷盖腹部。也可采用袋鼠式护理的方式，或者竖着抱孩子，使得家长肩头按压婴儿腹部，改善腹部症状。

3. 嘘声法 对着婴儿的耳朵，有节律、柔和地发出单调的嘘嘘声，让婴儿安宁平静；也可利用洗衣机、吸尘器、汽车引擎的声音，或播放有节律的声音、音乐来安抚婴儿，转移其注意力。

4. 摇晃法 在安静的环境中给予婴儿有规律的摇动和1~3秒/次的轻拍，轻轻摇晃婴儿，切忌幅度过大。

5. 吮吸法 让婴儿吮吸安抚奶嘴。

（五）喂养指导和饮食干预

1. 提倡母乳喂养，强调顺应喂养。留意观察婴儿发出的动作、表情、声音等信号，及时做出恰当、有针对性地反应，以满足婴儿的真实需求。细心、耐心喂养。

2. 避免一哭就喂，哭闹本身会吸入较多气体，如果哭闹后立即喂奶易出现腹胀等不适，加重哭闹，形成恶性循环；同时也应对喂养有预见性，避免婴儿因饥饿和等待而引起哭闹。每次喂奶时间以 20 分钟以内为宜；两次喂奶中间不要频繁给水或各种补充剂。喂奶后斜抱拍婴儿后背，渐渐直立婴儿并继续辅助拍背，以便婴儿打嗝排出胃内气体；喂奶后 2 小时，给予腹部按摩，促进排便。

3. 当配方奶喂养婴儿哭闹同时伴有胀气、大便稀，高度怀疑肠道乳糖酶活性不足致婴儿对母乳或配方奶粉中的乳糖不耐受时，可指导家长选用较低乳糖或无乳糖的配方奶，注意在症状缓解后，无乳糖或低乳糖配方奶应逐渐减量停用。病毒性肠炎常有继发性双糖酶（主要是乳糖酶）缺乏，对怀疑继发乳糖酶缺乏的患儿，在稀便持续 5~7 天后可尝试暂时改为低（去）乳糖配方奶，观察 1~2 周，腹泻好转后恢复原喂养方式。

4. 对于高度怀疑牛奶蛋白过敏的婴儿，按照牛奶蛋白过敏诊治规范进行诊断和干预，或转诊至消化 / 免疫专科。

（六）随访管理

2 周随访。如症状改善，继续评估喂养、哭闹情况，监测体格生长情况；如护理、喂养指导和饮食干预均未能改善症状，或出现生长不良，及时转诊或会诊（图 2-4）。

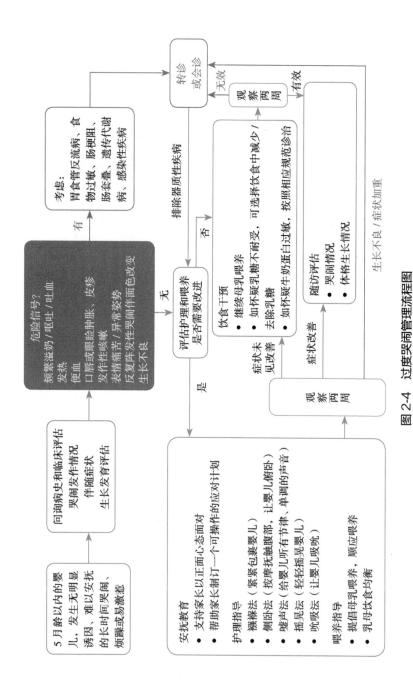

图2-4 过度哭闹管理流程图

三、排便困难 / 排便间隔长 / 大便干结

（一）问询病史和临床评估

1. 排便情况　了解婴儿的大便频率和性状，婴儿排便需要多长时间。

2. 伴随症状　婴儿是否伴有哭闹、便血，曾经或目前是否存在肛裂、肛周炎、肛周脓肿、肛瘘等。腹部检查时注意有无轻度腹胀，左下腹部是否可扪及便块；肛周及会阴外观检查时注意观察有无肛周红斑、肛裂，肛周或衣物有无大便遗迹；进行提睾反射、提肛反射检查；检查下肢肌张力；必要时进行腹部 B 超、大便常规及潜血试验等检查。

3. 个人及家族史　了解胎便排出时间，是否有反复泌尿道感染史、胃肠道疾病（先天性巨结肠、结肠息肉、炎症性肠病等），以及其他疾病（过敏性疾病、甲状腺和甲状旁腺疾病等）。

4. 喂养情况　喂养方式，喂奶量，特别注意是否有配方奶冲调过稠、乳母过食辛辣食物，近期的辅食添加情况，注意纤维素及脂肪的摄入，是否有钙、铁、锌等补充剂的应用。

5. 生长发育　了解胎龄、出生体重、目前的体重、身长和头围，评估有无体重、身长、头围增长不良及生长发育迟缓。

筛查评估可参考附录 4 婴儿胃肠道常见问题筛查评测表。

（二）危险信号

伴随以下症状之一者，应考虑存在病理情况，如先天性巨结肠、肛门狭窄、牛奶蛋白等食物过敏、肠息肉、肛裂等，需

及时转诊或会诊。

1. 胎粪排出困难。

2. 粪便嵌塞。

3. 频繁呕吐、腹胀。

4. 便血（大便潜血试验强阳性）。

5. 肛门会阴处异常（腰骶骨弯曲缺失，无提肛反射，无提睾反射，下肢肌张力降低）。

6. 生长不良（身长、体重、头围增长不良）。

（三）安抚教育

1. 向家长解释婴儿排便困难、排便间隔长或大便干结的发生机制。婴儿排便困难多因腹腔内压力增高与盆底肌松弛的不协调导致；排便间隔长可能与婴儿肠道的生长有关；大便干结多见于配方奶喂养儿，或辅食添加不当、水分丢失多或摄入不足。

2. 教家长记录饮食日记和排便日记，有助于医生了解婴儿情况，也有利于缓解家长的焦虑情绪。

3. 鼓励家长保持积极的态度，关注婴儿生长发育情况，并长期、耐心培养婴儿良好的排便习惯。

（四）护理指导

1. 指导婴儿护理，特别是臀部护理，避免红臀、肛周脓肿、肛裂的发生，注意婴儿排便时有无疼痛，有效保持排便的关键是确保婴儿排便舒适无痛。

2. 对存在排便问题的婴儿进行排便规律性的培养，可指导家长：每天 1 次，固定时间，餐后 15 分钟左右，鼓励如厕，时间持续 3~5 分钟为宜，保持排便频率记忆。

3. 避免在婴儿排便时人工刺激肛门直肠，人为刺激使婴儿产生的感知经历可能是有害的，有可能使婴儿养成排便前等待刺激的习惯。

4. 不要使用肥皂等碱性刺激性物质来帮助婴儿通便，会损伤婴儿的肛门和肠道。一般情况下尽量避免使用开塞露。

5. 腹部按摩，以脐部为中心，用手掌稍稍用力，顺时针方向旋转按摩；多运动，婴儿被动操或婴儿主动操可促进肠道蠕动。

（五）喂养指导和饮食干预

1. 提倡母乳喂养，乳母饮食均衡，减少或避免辛辣食物摄入。

2. 使用配方奶喂养时，严格按照配方奶说明冲调；在配方食品中添加益生元能够改善配方奶喂养儿的排便。

3. 适时且合理添加辅食；适当增加纤维素、脂肪以及水分可软化大便；饮食干预与行为调整相结合，以保证正常的肠蠕动，并维持良好的排泄习惯。

4. 钙、铁、锌等营养补充剂可能增加大便干结，应在医生指导下合理补充。

5. 对于高度怀疑牛奶蛋白过敏的婴儿，按照牛奶蛋白过敏诊治规范进行诊断和干预，或转诊至消化/免疫专科。

（六）随访管理

2周随访。如症状改善，继续评估喂养、排便情况，监测体格生长情况；如护理、喂养指导和饮食干预均未能改善症状，或出现生长不良，及时转诊或会诊（图2-5）。

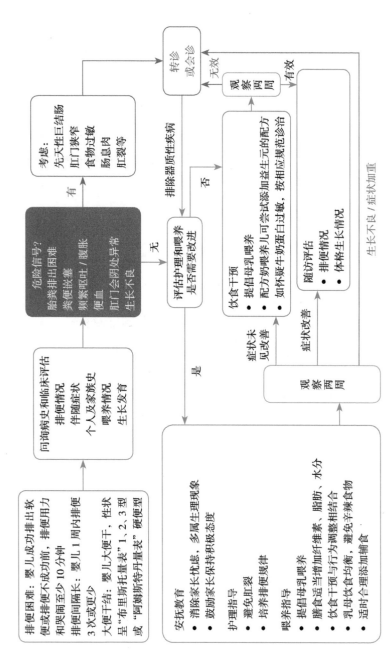

图 2-5 排便困难／排便间隔长／大便干结管理流程图

四、稀便

（一）问询病史和临床评估

1. 稀便情况　了解婴儿排便次数，大便性状，每次大便量，排便与进食的关系；大便是否带有黏液、脓血；如大便带血，颜色是鲜血色还是暗红色。

2. 伴随症状　婴儿是否伴有烦躁哭闹、恶心或呕吐、发热，有无皮肤及呼吸道的过敏症状和体征（皮疹、发作性咳嗽等）。必要时进行大便常规及潜血试验检查。

3. 个人及家族史　了解近期的患病情况（尤其是肠道感染史）及药物治疗情况（尤其是抗生素的使用），是否有反复泌尿道感染史、胃肠道疾病（结肠息肉、炎症性肠病等），以及其他疾病（过敏性疾病、甲状腺、甲状旁腺疾病）的家族史等。

4. 喂养情况　喂养方式、喂养次数、喂养量；近期是否新添加或更换配方奶，近期是否添加新的食物；婴儿喂养器具的清洁和消毒（包括奶瓶、碗、勺、杯等）。

5. 生长发育　了解胎龄、出生体重，稀便发生前的体重、身长和头围，目前的体重、身长和头围，评估有无体重、身长、头围增长不良及生长发育迟缓。

筛查评估可参考附录4婴儿胃肠道常见问题筛查评测表。

（二）危险信号

伴随以下症状之一者，应考虑存在病理情况，如胃肠道感染性疾病、牛奶蛋白等食物过敏、炎症性肠病等，需及时转诊或会诊。

1. 脓血便、黏液便。

2. 水样便，且排便量大。

3. 轻度脱水（精神状态稍差，黏膜稍有干燥，前囟、眼窝稍有凹陷，尿量减少）。

4. 发热。

5. 稀便持续时间大于两周。

6. 频繁呕吐。

7. 伴有湿疹、发作性咳嗽等过敏症状。

8. 生长不良（身长、体重、头围增长不良）。

（三）安抚教育

1. 部分新生婴儿（尤其是母乳喂养儿）每昼夜大便次数可达 6~7 次，每次喂养时均会排出少量大便，这可能与婴儿肛门括约肌发育不完善有关。

2. 大便较稀，但每次排便量较少，体重、身长、头围增长速度正常且不伴有其他严重症状的婴儿可以观察，继续喂养。

3. 在婴儿大便中常可见未消化食物，这与婴儿肠道发育不成熟、消化和吸收能力不足有关，切忌因稀便或大便带食物残渣而限制婴儿进食。

4. 教家长记录饮食日记和排便日记，有助于医生了解婴儿情况，也有利于缓解家长的焦虑情绪。

5. 鼓励家长保持积极的态度，关注婴儿生长发育情况。

（四）护理指导

1. 细心护理臀部。便后以清水清洗肛周，用柔软毛巾吸干臀部，并涂抹护臀膏。

2. 指导家长正确清洗和消毒婴儿喂养器具。

（五）喂养指导和饮食干预

1. 提倡母乳喂养，乳母饮食均衡，避免过于油腻。

2. 在继续母乳喂养的基础上适时合理添加辅食，从泥糊状逐渐过渡到半固体或固体食物，切忌因稀便或大便带食物残渣而限制婴儿进食，避免婴儿营养摄入不足。

3. 评估婴儿每天饮食量，避免过度喂养。特别注意避免摄入过量的果汁、水果、米粉等低脂高碳水化合物饮食。

4. 婴儿可因乳糖不耐受而增加产酸、产气，并由此而引起稀便。配方奶喂养儿可尝试适当降低乳糖的配方，但注意无乳糖配方奶或较低乳糖配方奶不适合长期应用。病毒性肠炎常继发双糖酶（主要是乳糖酶）缺乏，对疑似病例可暂时给予低（去）乳糖配方奶，观察1~2周，腹泻好转后转为原有喂养方式。益生元有助于肠道内益生菌生长繁殖，可能具有改善大便性状的作用。

5. 对于高度怀疑牛奶蛋白过敏的婴儿，按照牛奶蛋白过敏诊治规范进行诊断和干预，或转诊至消化/免疫专科。

6. 对于高度怀疑急性腹泻病的婴儿，按照急性腹泻病诊治规范进行诊断和干预，或转诊至消化专科。

（六）随访

2周随访。如症状改善，继续评估喂养、排便情况，监测体格生长情况；如护理、喂养指导和饮食干预均未能改善症状，或出现生长不良，及时转诊或会诊（图2-6）。

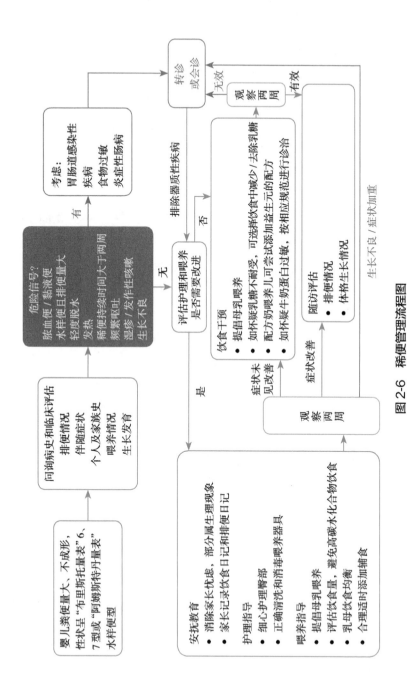

图 2-6 稀便管理流程图

第三节
饮食行为问题

一、问询病史和临床评估

（一）问询病史

1. 症状 饮食行为问题发生的时间、持续时间、表现形式、程度；有无身高、体重增长缓慢；有无频繁恶心、呕吐，呕吐物有无血、咖啡样物或胆汁样液；有无吞咽困难，有无进食时伴呛咳、呕吐，甚至从口鼻中流出/喷出食物，有无发作性咳嗽、呼吸暂停等；有无易激惹、易哭闹；进食时有无间歇停顿，伴喘息、口周发绀或角弓反张；喂养时有无表情痛苦或异常姿势（Sandifer 姿势，类似斜颈样的"公鸡头样"的姿势等）；有无腹胀、腹泻或便秘，大便性状和次数。

2. 出生史和生长发育史 母孕期疾病史（有无食物过敏等病史）；是否早产；是否多胎；出生体重、胎龄及胎产次（是否是小于胎龄儿或用胎儿生长受限），出生时产程是否异常；出生后体格生长和认知行为发育（语言、运动、认知）过程；是否体格生长缓慢，是否同时伴有神经认知发育迟缓。

3. 喂养情况

（1）喂养 / 进食方式：添加固体食物年龄；频次和进餐时间安排；自主进食或被动喂养；提供食物的质地和种类，进餐持续时间和进食的量；使用营养补充剂情况。

（2）喂养 / 进食环境：单独进餐还是与成人同桌进餐，有无单独座椅或餐具；有无其他干扰物，如电视机、手机、玩具；喂养人与儿童间的互动、对儿童进食行为的反馈，有无示范或指导儿童学习进食技能，如咀嚼、吞咽。进餐时喂养者及家人态度（有无焦虑、过度关注）；有无恐吓、强迫，或诱骗、贿赂儿童进食。

（3）喂养 / 进食行为：儿童有无进食欲望，是否不张口进食、推开食物或避开食物、吐出食物或恶心；有无将食物含在口中不下咽或吐出食物渣块；有无乱丢食物或餐具、边吃边玩或边看手机 / 电视、追着喂养；吃得很慢（进餐时间常 >30 分钟）；有无挑食偏食或异食癖（如仅喜好少数几种食物或某种质地或气味、口味的食物）。

4. 个人史和家族史　既往有无疾病史及住院治疗情况（有无先天性心胸、消化道、泌尿道先天畸形及手术史，有无气管插管和肠外营养史；有无食物过敏和 / 或过敏性疾病史；有无慢性肠炎、胃炎、坏死性小肠结肠炎等消化系统疾病史；有无腭裂、吞咽障碍等口腔疾病，口腔溃疡、急性胃炎等急性期疾病恢复期，脑瘫、自闭症等神经系统或发育障碍性疾病）。直系亲属中是否有体型消瘦、矮小等情况，是否有消化系统疾病，是否有食物过敏现象。

儿童饮食行为问题的筛查测评可参考附录 5 儿童饮食行为问题筛查评估问卷。

（二）临床评估

包括体格测量（注意体重、身高、身高别体重、身材的匀称度）和体格检查（有无特殊容貌和畸形或先天缺陷），以及与基础疾病相关的口腔功能及神经系统检查。可根据临床表现和体征，选择血常规、血生化、骨龄 X 线、超声、遗传代谢筛查、肝肾功能检查、基因检测、大脑 MRI 检查等排除器质性疾病。

二、危险信号

伴随以下症状之一者，应考虑存在器质性疾病情况，如食物过敏、乳糖不耐受、嗜酸性粒细胞性食管炎等消化系统疾病、先天性心脏病、消化道畸形、神经系统疾病、遗传性或代谢性疾病（如 Parada-Willi 综合征、歌舞伎综合征等，常有婴儿期喂养困难），需及时转诊或会诊。

1. 恶心、频繁呕吐、吐血。

2. 喂养困难、吞咽困难、呛奶，易激惹、易哭闹。

3. 进食时气促或吸吮停顿伴口周发绀。

4. 发作性咳嗽、呼吸暂停。

5. 表情痛苦或异常姿势（Sandifer 姿势，类似斜颈样的"公鸡头样"的姿势）。

6. 腹胀，腹壁静脉显露，呕吐或大便次数、形状改变。

7. 神经系统检查有阳性发现。

8. 生长不良（体重、身长、头围增长不良）伴或不伴发育迟缓，或伴有多系统发育不良状况，如容貌特殊、先天性心脏病、外生殖器、关节或指 / 趾畸形等。

三、膳食调查和饮食行为评估

可采用连续 3 天的 24 小时膳食回顾法（含 1 天周末）和食物频率法相结合的方法评价膳食情况；选择适当的方法和工具评估儿童饮食行为、口腔运动和感觉功能、儿童与家长喂养互动关系、饮食 / 喂养环境。

四、评估与分类

1. 食欲缺乏

（1）误认的食欲缺乏：这一类型的突出特点是即使儿童体格生长正常，家长仍然对儿童进食产生过度焦虑，常将家族性个子较小、进食量少的儿童当成食欲缺乏。家长误认为食欲缺乏时，若采取不恰当的喂养方法，如频繁提供食物、强迫进食，则会抑制食欲导致喂养困难。

（2）精力旺盛的食欲缺乏：儿童活泼好动，对除了进食以外的任何事情均感兴趣，注意力易分散，进餐时难以安坐；如未能培养良好的进食行为习惯，会由于缺乏规律的胃肠蠕动和消化液节律性分泌、缺乏饥饿感导致摄食量少。部分儿童可有体重增长不足，从而发生非器质性生长障碍。这一类型喂养困难很容易发生亲子间的进餐冲突，若不能很好解决可最终影响儿童认知发展潜力，出现退缩、抑郁、攻击等行为。

（3）精神不振的食欲缺乏：此类儿童常表现出生长速度较慢、常感倦怠、性格孤僻而不能找到潜在的医学问题。家长可能意识不到儿童存在的生长或喂养问题，儿童可能被虐待或忽视，对周围环境不感兴趣，与抚养者缺少言语及眼神交流。

（4）器质性疾病所致食欲缺乏：很多器质性疾病均可引起

食欲缺乏，儿童常有较长时间的拒食或摄入不足，或虽然有进食欲望但因疾病原因不能满足营养摄入需求，从而造成体重增长不足或下降。

2. 高度拒绝或选择某类食物（挑食）

（1）误认的挑食：儿童进食技能发育过程中会出现"厌新"，即不愿意尝试新食物。这一行为常于婴儿期出现，高峰期在18~24月龄。经持续多次暴露后，通常是8~15次，多数儿童能够接受新食物。

（2）轻度挑食：可在很多儿童中发生，常被称为"挑剔进食"。通常儿童并不完全回避某一种类、质地或稠度的食物，也无明确的生长受限或其他医学问题。与厌新不同，反复多次的接触并不能增加儿童对食物的接受度。对于轻度挑食者，通常不会产生营养素缺乏，更容易发生的是家庭进餐不和谐及随之而来的不良行为后果，如焦虑、抑郁、攻击及无纪律性。

（3）重度挑食：儿童存在"感觉性食物厌恶"，表现为完全回避某一种类、质地或稠度的食物。可参考儿童口腔功能发展的正常过程及儿童的一些特殊口腔行为表现，对儿童口腔感觉运动功能进行判断，主要包括吸吮、吸吮-吞咽-呼吸间的协调、咬合、咀嚼能力等。部分儿童也可能同时对声音、光亮、皮肤接触等产生过度反应。

（4）器质性疾病所致挑食：常见于因染色体异常、线粒体病、神经系统损害所致的发育迟缓儿童。表现为对食物高度敏感或不敏感，口腔运动功能延迟。此类患儿不抗拒食物进入口腔，但当食物进入口腔时即发生干呕，对所有质地食物均接受困难。

3. 恐惧进食

（1）误认的恐惧进食：4月龄内健康婴儿出现难以安抚的哭吵或拒绝进食可能被误认为是饥饿或恐惧进食。而这一年龄段的过度哭吵可能是正常生理反应，部分与食物过敏、便秘、胃食管反流、尿路感染等有关，也有一部分婴儿是由于机体自我的生长速度调控，延缓3月龄内快速的生长速度产生暂时性进食减少。家长因担心婴儿饥饿而频繁喂食，从而出现喂养抵抗，哭吵拒绝进食，形成恶性循环。

（2）创伤后的恐惧进食：婴儿可能因为进食后疼痛感觉而造成进餐时哭吵、弓背或在进食少量后吐出奶头而拒食；或在多次进餐不良经历后，看到食物、奶瓶或餐椅时即发生剧烈哭吵。年长儿则会因曾发生呛咳、呕吐、插管或强迫进食后发生恐惧进食。

（3）器质性疾病所致恐惧进食：进食疼痛或曾因疾病进行管饲均可能导致恐惧进食，此外，胃炎、小肠动力障碍等也与恐惧进食有关。

4. 不良养育方式

（1）控制型/父母过度关注：忽视儿童的饥饿信号，采用强迫、惩罚及不恰当的奖励方式促进儿童进食。这一方法在初期很有效，但随着时间延长，可能导致能量摄入不均衡、蔬菜水果摄入不足、营养不足或过剩的风险增加。

（2）溺爱型/不良进食习惯：采用这种喂养模式的家长无设定的进餐规则，导致出现用餐时看电视、玩玩具、讲故事，大人追逐进食，进食时间过长，进餐不规律等问题。常不分时间、地点、环境迫切满足儿童的进餐需要，为儿童准备特殊或多种食物，导致儿童摄入适宜食物不足，或者超重肥胖风险增加。

（3）忽视型：这一类型的喂养者不能尽到抚养儿童的责任，与儿童间缺少言语及肢体交流，忽视儿童的进餐信号及生理、情感需求，甚至不为儿童提供食物，从而导致儿童生长障碍。部分家长可能自身存在情绪障碍，如抑郁等。

五、干预指导

（一）干预原则

根据儿童饮食行为问题类型，制订系统的干预指导方案。排除器质性疾病后，医生根据儿童的体格生长情况、问题的严重程度和主次，确定干预的内容和优先顺序，提供阶段性、个性化的干预指导。干预过程中，与儿童抚养人建立伙伴关系，提高依从性；让儿童抚养人了解儿童的进食行为和胃肠功能发育，理解并选择干预策略；给予抚养人心理支持，正性鼓励和强化儿童好的行为，全家原则一致、坚持不放弃；记录干预过程、定期随访和跟进。

（二）口腔感觉运动功能和进食技能训练

1. 口腔按摩和训练　按摩口腔黏膜，按摩口唇、面颊和咀嚼肌，锻炼口腔肌肉张力和力量，降低口腔黏膜的敏感性；进行舌头功能训练和口的运动功能训练，如吹哨子、舔勺子等，锻炼口腔与舌的运动功能。

2. 根据不同症状选择不同质地的食物　咀嚼功能异常的儿童可采用质地稍柔软的食物（如稠厚的糊状食物），示范儿童模仿学习口腔牙龈和舌对固体食物的碾磨、运送能力；食物制备由细向粗过渡，逐渐提供不同质地的需要咀嚼的食物（如土豆条、小块香蕉），示范儿童模仿学习对固体食物的咀嚼能力，锻炼舌搅拌和运送食物的能力；喉关闭不良或口腔包纳差、舌控制能力弱的患儿可选择质地稠厚的食物（如泥状物或固体软食）。

3. 提供与进食能力和年龄相适宜的进餐用具。

（三）饮食行为干预指导

1. 精力充沛但食欲缺乏

（1）临床表现：儿童灵敏、活泼且好动，但极少表现饥饿或对进食感兴趣；与进食相比，儿童对游戏和与人互动更感兴趣；可能只吃几口就停止进食，进餐容易分心，很难持续坐在桌旁。

（2）干预目标：建立儿童进餐规律，体验饥饿感。

（3）指导要点：①进餐规律，设计用餐时间表，每天给予规律的3餐和1份下午的点心/加餐；如果儿童在正餐时间不吃或吃得很少，不要额外提供任何食物；孩子一餐正餐吃得不多并没有关系，培养规律的胃肠蠕动和消化液分泌，也有利于大脑饥饿中枢的兴奋而产生饥饿感；固定时间进食，30分钟内吃完，超过30分钟没有吃完，则撤走。②增加儿童活动量。③制备食物注重色香味搭配。④评估并解释儿童的体格生长，消除家长焦虑情绪，避免哄骗、恐吓、强迫进食。⑤一般需坚持2周，才能建立饥饿饱足循环，并养成良好的进食习惯。

2. 高度拒绝或选择某类食物（挑食）

（1）临床表现：因为口味、质地、气味、外观等原因拒绝某类食物；儿童对某一种或某一类食物表现出特别的偏爱；对不喜欢吃的食物表现出厌恶情绪。

（2）干预目标：耐心引入新食物；平衡膳食，预防营养素缺乏或摄入能量过多。

（3）指导要点：①使抚养人认识到"厌新"是儿童发育过程中必然经历，常需采取新食物多次暴露的方法（8~10次）才能帮助儿童接受一种新的食物。②不完全剥夺偏爱的食物，但适当减量；将极少量的新食物混进孩子喜欢的食物中，并逐渐增加新食物的比例；每餐首先给予不喜欢的食物，同时搭配喜好的食物；当孩子对进食失去兴趣就不加评论的撤走食物。逐渐减少儿童所偏爱食物的比例，尤其是高糖、高热量的食物饮料；选用营养素构成类似的食物替代儿童拒食的食物。③对于重度挑食者应在营养素补充同时提供核心食物，并有计划地逐渐引入新食物，必要时进行口腔感觉运动治疗。④评估并解释儿童的体格生长，消除家长焦虑情绪，避免哄骗、恐吓、强迫进食。⑤儿童模仿性强，家长应树立良好榜样，不挑食偏食；家长积极示范愉悦的进食，以引起孩子的兴趣。

3. 进食恐惧

（1）临床表现：儿童对进食有明显恐惧，看到食物或奶瓶就哭闹，或通过蜷缩身体、躲避、拒绝张口来抗拒进食；婴儿可能在清醒时畏惧进食，但困意明显的状态下可以进食。

（2）干预目标：消除恐惧；创造快乐进食的宽松环境。

（3）指导要点：①重点问询儿童是否有过不良的体验，如噎食、导管进食；对于进食抵抗的婴儿，在排除器质性疾病的前提下，应有规律的顺应性喂养，每次喂养时间控制在 20~30 分钟内，避免频繁、长时间喂养。②可在安静、光线昏暗环境喂食；通过皮肤接触（使用襁褓、袋鼠抱法）增加安全感。③耐心引入新食物，不强迫进食，不批评指责。④替换让儿童产生恐惧或厌恶的餐具；如果儿童对某种性状、味道的食物恐惧，规避一段时间，再慢慢换回。⑤长期依赖导管喂养的宝宝，干预需专科医生提供意见，通过口腔按摩、尝试提供极少量不同质地食物刺激，逐渐减少患儿对食物的恐惧和敏感性；对于创伤后恐惧进食可能会影响营养素摄入的情况，可给予营养补充直到能进食为止。

4. 不良进食习惯 / 溺爱型养育

（1）临床表现：用餐时看电视、玩玩具、讲故事；大人追逐进食；进食时间过长，超过半小时；进餐不规律；饭菜含在嘴里不下咽。

（2）干预目标：制定进餐规则；创造安静的进食环境；培养良好专注的进食行为。

（3）指导要点：①制定进餐规则，规律进餐，营造良好的进餐环境。②鼓励儿童自主进食，允许儿童进食狼藉。③家长以身作则，专心进餐；对儿童进餐行为的改善，给予表扬鼓励。

5. 父母过度关注 / 控制型养育

（1）临床表现：认为儿童胃口小，但实际进食已满足生长需要；认为儿童瘦小，但实际生长已达到理想水平；对儿童进食过度关注，可能采用强迫、惩罚或物质引诱的方法促进儿童进食，达到自己认为满意的程度，对儿童产生负面影响。

（2）干预目标：给家长树立正确理念；消除家长紧张、焦虑情绪。

（3）指导要点：①结合儿童身高、体重和生长速率，与家长讨论体格生长情况。②评估儿童的进食品种和数量，与家长讨论儿童膳食营养情况。③指导家长对儿童生长和营养有适当期望值，并讨论遗传的影响；不与其他儿童攀比进食量，允许个体差异。

六、随访

2~4 周随访。如症状改善，继续评估膳食和饮食行为，监测体格生长情况；如症状未能改善，重新评估、调整干预计划；如症状加重或出现生长不良，及时转诊或会诊。

七、健康指导要点

1. 保持分明的职责界限　父母决定孩子进餐的地点、时间和内容，儿童自己决定吃多少。

2. 进餐规律、位置固定、限定时间　在固定时间进食，在正餐和点心之间只提供水；儿童有固定的进餐椅，鼓励在固定的位置就餐；在20~30分钟内结束用餐，即使进餐量少或是未进餐。

3. 进餐时避免分散注意力　在无噪声和干扰的情况下进食，不建议在用正餐或者吃点心时周围出现玩具、书、电视节目或者其他能分散注意力的事物。

4. 提供与年龄相符的食物种类、食物量和餐具　提供与儿童的口腔机能发育状况相匹配的食物，掌握确定食物量的方法（如儿童的拳头大小）；适当允许儿童有额外的要求；提供与年龄相适宜的进餐用具。

5. 保持中立、平和的态度　表扬儿童良好的进餐行为，但对进食的食物保持中立态度，避免对儿童进餐的行为过度关注，避免用食物奖赏或贿赂儿童。

6. 耐心、逐步引进新食物　尊重儿童对于新食物的恐惧心理，不断尝试，允许儿童慢慢接受新食物（可能需尝试15~20次）；对于儿童尝试新食物予以表扬。

7. 鼓励独立进食、参与食物制备　孩子应该有自己的餐具，鼓励较大婴儿、幼儿自己学习进食；允许大年龄儿童参与食材的选购和食物的准备。

8. 容忍与年龄相符的脏乱现象　允许小年龄儿童触摸、闻或尝食物，允许一定程度的狼藉；不要频繁给儿童擦嘴、擦手，以免干扰儿童进餐（图2-7）。

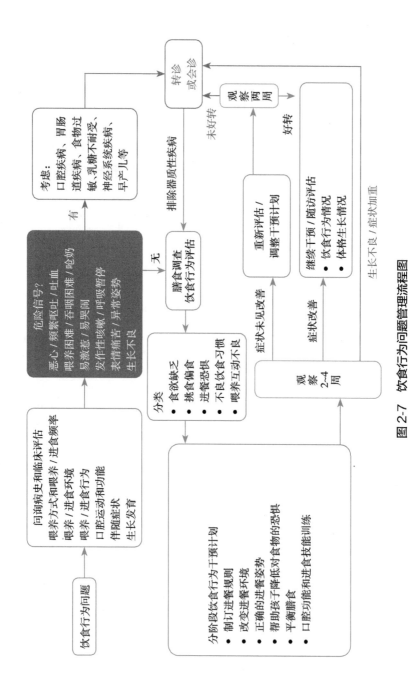

图 2-7 饮食行为问题管理流程图

第三章

营养性疾病

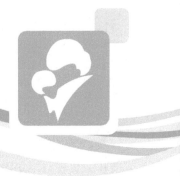

第一节

蛋白质－能量营养不良

一、问询病史和临床评估

（一）问询病史

1. 症状　有无频繁恶心、呕吐，呕吐物有无血、咖啡样物或胆汁样液；有无吞咽困难，有无进食时伴呛咳、呕吐，甚至从口鼻中流出／喷出食物，有无发作性咳嗽、呼吸暂停等；有无易激惹、易哭闹；进食时有无间歇停顿，伴喘息、口周发绀或角弓反张；喂养时有无表情痛苦或异常姿势（Sandifer 姿势，类似斜颈样的"公鸡头样"的姿势等）；有无腹胀、腹泻或便秘，大便性状和次数。

2. 出生史和生长发育史　母孕期疾病史（有无食物过敏等病史）；是否早产；是否多胎；出生体重、胎龄及胎产次，出生时产程是否异常；出生后体格生长和认知行为发育（语言、运动、认知）过程；是否同时伴有神经认知发育迟缓。

3. 喂养情况

（1）喂养／进食方式：母乳喂养／配方奶喂养情况；添加固体食物年龄；频次和进餐时间安排；自主进食或被动喂养；

提供食物的质地和种类，进餐持续时间和进食的量；使用营养补充剂情况。

（2）喂养／进食环境：单独进餐还是与成人同桌进餐，有无单独座椅或餐具；有无其他干扰物（如电视机、手机、玩具）；喂养人与儿童间的互动、对儿童进食行为的反馈，有无示范或指导儿童学习进食技能，如咀嚼、吞咽。进餐时喂养者及家人态度（有无焦虑、过度关注）；有无恐吓、强迫，或诱骗、贿赂儿童进食。

（3）喂养／进食行为：儿童有无进食欲望，是否不张口进食、推开食物或避开食物、吐出食物或恶心；有无将食物含在口中不下咽或吐出食物渣块；有无乱丢食物或餐具、边吃边玩或边看手机／电视、追着喂养；吃得很慢（进餐时间常 >30 分钟）；有无挑食偏食或异食癖（如仅喜好少数几种食物或某种质地或气味、口味的食物）。

4. 个人史和家族史 既往有无疾病史及住院治疗情况（有无先天性心胸、消化道、泌尿道先天畸形及手术史，有无气管插管和肠外营养史；有无食物过敏和／或过敏性疾病史；有无慢性肠炎、胃炎、坏死性小肠结肠炎等消化系统疾病史；腭裂、吞咽障碍等口腔疾病，口腔溃疡、急性胃炎等急性期疾病后遗症，脑瘫、自闭症等神经系统疾病）。直系亲属中是否有体型消瘦、矮小等情况，是否有消化系统疾病，是否有食物过敏现象。

（二）临床评估

包括体格测量和体格检查，以及与基础疾病相关的口腔功能及神经系统检查。可根据临床表现和体征，选择血常规、血生化、骨龄 X 线、超声、遗传代谢筛查、肝肾功能检查、基因检测、脑部 MRI 检查等排除器质性疾病。

二、危险信号

营养不良伴随以下症状之一者，应考虑存在病理情况，如胃食管反流、牛奶蛋白等食物过敏症、内分泌疾病、感染性疾病、遗传代谢性疾病、出生缺陷等，需及时转诊或会诊。

1. 频繁溢奶、呕吐。
2. 呼吸困难、口唇发绀、心脏杂音。
3. 吸吮吞咽不协调、特殊姿势。
4. 腹泻、腹胀、便血。
5. 过敏性皮疹、发作性咳嗽。
6. 特殊面容、发育异常。
7. 发热伴感染性症状。
8. 脱水或电解质紊乱。

三、膳食调查和饮食行为评估

可采用连续 3 天的 24 小时膳食回顾法（含 1 天周末）和食物频率法相结合的方法评价膳食情况，选择适当的工具评估儿童饮食行为、口腔功能、儿童与家长喂养互动关系、饮食 / 喂养环境。

四、诊断

蛋白质 - 能量缺乏营养不良的诊断指标为身高（长）和体重测量值，类型包括低体重、生长迟缓和消瘦，各型在儿童个体可以同时存在，也可仅符合其中一项。符合一项即可做出蛋白质 - 能量缺乏营养不良的诊断。具体的分型和分度见表 3-1。目前尚无特异性实验室检测指标，血浆（清）蛋白检测可供临床参考。

表 3-1 蛋白质 - 能量缺乏营养不良的诊断指标

指标	标准差法	评价
体重 / 年龄	M-3SD~M-2SD	中度低体重
	<M-3SD	重度低体重
身长（身高）/ 年龄	M-3SD~M-2SD	中度生长迟缓
	<M-3SD	重度生长迟缓
体重 / 身长（身高）	M-3SD~M-2SD	中度消瘦
	<M-3SD	重度消瘦

五、干预指导

（一）干预原则

1. 祛除病因，积极治疗并发症。

2. 提供充足、优质的蛋白质和充足的能量，补充缺乏的微量营养素，均衡膳食，合理喂养。

3. 根据营养不良程度、消化能力和对食物的耐受力逐步调整膳食，由少到多、由稀到干、由单一到多样化，直到儿童恢复正常进食。

4. 以体重增长为重要评估依据，达到适度的追赶生长，适当增加生长监测频率。

（二）营养干预

1. **膳食搭配**　轻度的营养偏离，可通过膳食调查了解母乳 / 配方奶喂养情况或儿童进餐情况，给养育者指导正确的喂养方法和膳食营养搭配方法来纠正营养不足。

根据儿童年龄特点，合理安排膳食，在保证米、面等主食搭配的基础上，增加蛋白质含量丰富的食品摄入，使能量摄入逐渐达到推荐摄入量（recommended intake，RNI）的85%以上，膳食蛋白质和矿物质、维生素摄入达到RNI的80%以上，如儿童对蛋白质、脂肪、乳糖吸收不良，可选用特殊配方食品。

2. 营养补充 中重度的营养不良患儿，为实现追赶生长，需获得超过其相应年龄段每日膳食营养推荐量的营养素需求。患儿的消化功能可能受损，某些组织器官的功能亦低下，因此可遵循由少到多的原则，达到追赶生长所需的饮食要求。主要关注蛋白质和能量的摄入量，蛋白质和能量应该同时增加补充。同时注意各种微量元素和维生素的充足摄入，尤其是铁元素和维生素 D。

追赶生长所需能量的计算方法：追赶生长所需能量 ［kcal/（kg·d）］= 该年龄推荐的能量摄入量 × 理想的身长（身高）别体重（kg）÷ 患儿的实际体重（kg）。理想的身长（身高）别体重是指身长（身高）别体重第50百分位。

3. 追赶生长的时间 消瘦和矮小的儿童生长追赶时间不同，中度消瘦儿童治疗一般需 2~4 周恢复，而矮小儿童恢复到正常儿童水平则需数月甚至数年，因此生长迟缓的儿童应尽早干预治疗，2 岁以内是治疗的关键期。

（三）饮食行为和睡眠指导

1. 饮食行为指导 避免强迫喂养、过度喂养；避免攀比儿童的体格生长值和进食量；创造安静、舒适的进食环境，儿童情绪愉快、抚养人态度温和、循循善诱、示范良好饮食行为；干预过程保持耐心，家人互相配合、共同坚持，对孩子好的行为给予鼓励和强化。

2. 睡眠指导 充足的睡眠有利于改善儿童的体格生长，建议对生长速率下降或生长迟缓的儿童进行睡眠评估和指导；

婴儿每天保证 13~18 小时（0~3 个月大）或 12~16 小时（4~11 个月大）的优质睡眠，包括打盹；1~2 岁儿童保证 11~14 小时的优质睡眠、2~5 岁儿童保证 10~13 小时的优质睡眠，其中包括打盹、有规律睡眠和唤醒时间。

六、管理

1. 登记管理和专案管理　对中重度营养不良儿童实行专案管理。专案管理人员需具有临床执业医师资质，并接受过营养基础知识和营养性疾病培训。

2. 随访　每 2~4 周进行营养监测、生长发育评估和指导，直至恢复正常生长。

3. 转诊　重度营养不良儿童、中度营养不良儿童连续 2 次治疗体重增长不良，或营养改善 3~6 个月后但身长或身高仍增长不良，或患儿消化能力不容许过多食物摄入、需要肠外营养，需及时转上级妇幼保健机构或专科门诊进行会诊或治疗。转诊后，应定期了解儿童转归情况，出院后及时纳入专案管理，按上级妇幼保健机构或专科门诊的治疗意见协助恢复期治疗，直至恢复正常生长。

4. 结案　一般情况好，体重 / 年龄、身长（身高）/ 年龄、体重 / 身长（身高）连续两次随访评价 ≥M-2SD 即可结案。

七、健康宣教要点

1. 科学喂养　喂养不当是发生蛋白质 – 能量营养不良的主要原因，如乳类摄入量不足，未适时、适当添加辅食，挑食、偏食等。6~12 月龄是营养不良的高发年龄段，与辅食添加不正确、进食习惯改变相关。

（1）提倡母乳喂养，对母乳不足或不宜母乳喂养者及时给予专门指导。

（2）合理添加辅食；对存在喂养或进食行为问题的儿童，指导其家长科学喂养和行为矫治方法，使儿童体格生长恢复正常速度。

2. 体格生长监测　定期测量体格生长指标，监测儿童体格生长和发育情况，推动生长发育监测图广泛应用，指导家长了解生长监测的意义。

3. 正确认识儿童体格生长水平

（1）避免相互攀比和过度医疗。家长应避免对儿童身高和体重的相互攀比，避免不必要的医学检查和干预，提高家长对儿童"高""矮""胖""瘦"标准的科学认知。

（2）体格生长存在个体差异。受遗传及后天喂养条件影响，儿童体格生长存在个体差异。在喂养得当、营养充分、健康良好的情况下，儿童的生长发育水平分布在 $P_3 \sim P_{97}$ 的范围内均属正常。生长曲线和参考值是基于大部分儿童的生长发育数据推算的范围，是群体研究结果。均值（或 P_{50}）不是个体儿童生长应达到的"目标"，更不宜追求参考值的上限。

（3）出生体重和身长不能完全预测生长轨迹。即使营养和健康状况良好，儿童的生长也不一定始终沿着出生体重和出生身长的轨迹。约 2/3 的儿童在 2~3 岁前可出现体重或身长回归（百分位值趋向 P_{50}），但需首先复核确定测量无误，方可评价儿童是否出现生长追赶或生长减速。2~3 岁以后，儿童生长轨道较稳定，逐渐显示遗传潜力。

4. 特殊儿童和患病儿童　加强早产 / 低体重儿的喂养指导，定期评估，积极治疗可矫治的严重先天畸形；对于反复患消化道、呼吸道感染及影响生长发育的慢性疾病儿童应及时治疗（图 3-1）。

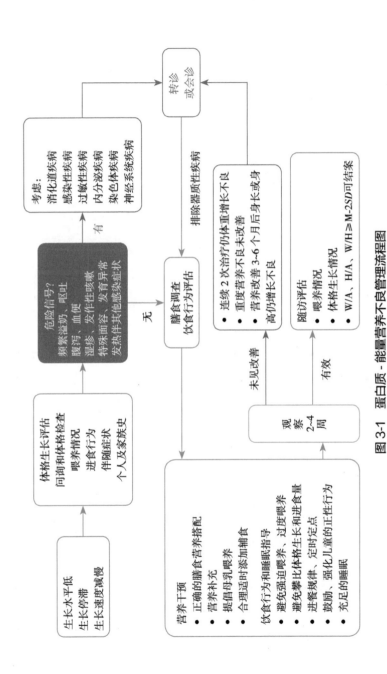

图 3-1 蛋白质-能量营养不良管理流程图

第二节
超重和肥胖

一、问询病史和临床评估

（一）问询病史

1. **喂养史** 询问喂养方式（母乳喂养，人工喂养）和进食安排，是否经常进食高糖、高脂食物或饮料，是否存在过度喂养和过量进食、进食速度过快、睡前进食、膳食结构不合理、餐次安排不合理、膳食营养不均衡等，是否存在食物奖励或惩罚、频繁聚餐、外出就餐过频、烹调方式不健康、就餐氛围不佳等不良饮食环境。

2. **个人史和生活史** 了解日常主要生活方式，静态活动和体能活动时间，活动内容，是否存在身体活动过少、视屏时间过长、不主动运动、静坐为主等不良生活习惯；是否存在打鼾、呼吸暂停、日间嗜睡、张口呼吸、遗尿等症状。

3. **出生史和疾病史** 出生体重、身长，是否早产儿、低体重儿、巨大儿、大于胎龄儿或小于胎龄儿；生后各年龄段发育里程碑，是否存在发育落后；了解疾病史，是否存在特殊疾病与用药史。

4. 家族史　父母体重、身高，二级亲属是否有糖尿病、冠心病、高脂血症、高血压等。

（二）临床评估

1. 体格测量　测身长（高）、体重、头围（3岁以下）、BMI等。
2. 临床检查　观察面容、皮肤、毛发、皮下脂肪分布状况，呼吸、心率、血压测量（3岁以上儿童），腹部触诊，外生殖器检查等。
3. 行为发育评估　通过发育测评，评估肥胖儿童各能区，尤其是大运动能区的发育状况。
4. 心理评估　对较大年龄儿童进行相关心理测评，评估肥胖儿童是否存在自卑、伙伴关系不良、交往退缩、厌食等心理行为问题，或发生心理行为问题的风险。

（三）实验室检查和辅助检查

1. 血生化检查　10岁以上儿童建议测血生化指标，如空腹血糖、空腹胰岛素、糖耐量检测、肝肾功能、血脂等；有明显高危因素者（如肥胖家族史、高血压），建议小年龄肥胖者也进行血生化的定期监测。
2. 影像学检查　如肝肾胆胰岛B超、心脏彩超、心电图等。
3. 体脂含量分析　理想的体脂诊断是用双能X线吸收法、MRI检查等较精确的方法，但这些方法复杂且费用高，没有在临床广泛使用。多频生物电阻抗的体成分分析方法简单易操作，其体脂含量分析结果可作为评估参考。

二、危险信号

肥胖儿童常见合并症有：糖耐量减低和/或2型糖尿病、

血脂紊乱、代谢综合征、心血管疾病、哮喘、非酒精性脂肪肝病、Blount 病、心理疾病等；某些疾病也会引起继发性肥胖，如皮质醇增多症（库欣综合征）、甲状腺功能减退症、多囊卵巢综合征、高胰岛素血症、Bardet-Biedl 综合征、Prader-Willi 综合征、Aistrom 综合征等。伴随以下症状之一者，应及时转诊或会诊。

1. 血压、血糖、血脂异常。

2. 肝功异常、脂肪肝。

3. 骨量不足、骨关节异常。

4. 性早熟或发育延迟。

5. 手足小、身材矮小。

6. 心理行为发育异常。

7. 脂肪分布不均匀。

8. 2 岁以下的重度肥胖儿。

三、膳食调查和饮食行为评估

可采用连续 3 天的 24 小时膳食回顾法（含 1 天周末）和食物频率法相结合的方法，选择适当的工具评估儿童饮食行为、口腔功能、儿童与家长喂养互动关系、饮食 / 喂养环境。

四、诊断

1. 超重 体重 / 身长（身高）≥M+1SD，或体质指数 / 年龄（BMI/ 年龄）≥M+1SD，或 BMI/ 年龄≥P85。

2. 肥胖 体重 / 身长（身高）≥M+2SD，或 BMI/ 年龄≥M+2SD，或 BMI/ 年龄≥P_{95}。

五、干预指导

（一）干预原则

1. 儿童超重和肥胖的干预原则是重塑能量摄入和消耗之间的平衡（参考儿童和青少年每日膳食能量需求量），以饮食和生活方式调整为主，使体重稳定而不至于过快增加，在保障身高（身长）正常生长的前提下，使体重/身长（身高）或BMI逐渐恢复至正常水平，不提倡减重。

2. 为儿童提供个性化、分阶段的健康干预处方，以家庭为干预单位，全家人协力共同执行，并做好家庭监督工作（记录膳食摄入量、静态活动时间、体力活动时间、餐馆日志等），将干预内容贯穿生活始终，循序渐进，保持耐心，共同建立合理的膳食结构和良好的饮食行为、生活习惯。

3. 加强体格生长监测管理，指导家长正确使用生长曲线图，正确认识体重过度增长。

（二）0~2岁儿童干预指导

1. 喂养指导

（1）婴儿期避免过度喂养。提倡顺应喂养，注意观察婴儿饥饿和饱足的表现，鼓励但不强迫进食，注意食物的能量密度，不额外添加糖、盐及各种调味品。超重/肥胖的婴儿，可适当减少高能量食物的喂养量，避免总热量摄入过量。

（2）幼儿期均衡膳食。膳食品种多样化，少吃快餐，少喝果汁，不喝含糖饮料（包括乳酸饮料）。超重或肥胖的幼儿，在每天摄入正常生长发育所需适量肉、蛋、奶等蛋白质类食物的前提下，可适当减少总热量的摄入。为儿童提供良好的进餐环境和气氛，避免为幼儿准备过多食物，减少食物诱惑，不追逐喂养，不强迫进食，避免食物奖励，减少外出就餐。

2. 身体活动指导

（1）0~2岁是儿童大运动和精细动作的发展阶段，此阶段应提供足够的活动空间，采用新生儿抚触、主被动操、亲子游戏等方式综合发展儿童的运动能力。0~12月龄儿童的大运动发展包括头部的控制、翻身、坐、爬、站立和步行；12~24个月可以训练儿童的平衡、跑、跳、手眼协调、手足配合能力。

（2）婴儿每天多次以多种方式进行身体活动，特别是自主或在家长引导下采用互动式地板游戏方式进行活动。对于尚不能自主行动的婴儿，可在每天清醒时进行至少30分钟的俯卧位伸展（肚皮时间）。受限时间（例如手推童车/婴儿车、高脚椅或缚在看护者的背上）每次不超过1小时。不建议屏幕时间。坐着时，鼓励与看护人一起阅读和讲故事。

（3）1~2岁的儿童每天在各种强度的身体活动中花费至少180分钟，如户外的散步、玩耍、跑、跳等，全天分布，多则更好。受限时间（如手推童车/婴儿车、高脚椅或缚在看护者的背上）每次不超过1小时，也不建议久坐；尽量避免安排看电视、操作电子设备（如手机、平板电脑）等活动。

（三）2岁以上儿童干预指导

1. 喂养指导

（1）提倡均衡膳食：鼓励超重/肥胖儿童进食蔬菜和全谷类等富含纤维素的食物，指导家长为儿童多选择能量密度较低的食品，提供品种丰富的蔬菜、水果，减少高脂、高糖、高热量食品的提供，严格控制含糖饮料等高能量零食的摄入。超重/肥胖儿童应适当减少每日总热量的摄入。

（2）培养良好的饮食习惯：鼓励儿童进餐过程中细嚼慢咽，减缓进食速度，让儿童充分体验饱感；避免过量进食，提供小份额的食物，可通过使用体积较小的餐具、减少食物的每份体积等方法逐渐控制进食量；避免以食物作为奖励或惩罚。

（3）家园合作：家庭和托幼机构合作，建立在园与居家统一的膳食模式和进餐规则。

2. 身体活动指导

（1）建议的体能活动：体能活动包括能够引起孩子心搏和呼吸稍微加快的中等强度活动（如爬楼梯、骑单车、戏水游戏、户外的疾步行、户外的玩耍等）和能够引起孩子呼吸急促、心搏明显加快或出汗的高强度活动（如跑步、跳绳、踢毽子、踢球、跳舞、游泳等）。建议学龄前期的超重和肥胖儿童每天进行累计至少 180 分钟的体能活动，其中包括不少于 120 分钟的中等及以上强度活动（包括 1 小时自由的游戏活动及 1 小时有系统的结构化运动）。

（2）避免久坐/静态活动：除睡觉外，避免儿童有连续超过 1 小时的静止状态，少则更好；每天久坐/静态活动（如操作手机平板、操作电脑、看书、看电视、画画、做手工、玩玩具、练习和演奏器乐等）累计时间不超过 2 小时。

（3）屏幕时间：幼儿进行屏幕活动时，成人应在旁引导和讲解内容，鼓励儿童与看护者一起阅读和讲故事，这样才能发挥产品应有的教育功效。如孩子想进行看电视或电子设备屏幕活动，家长可以引导他们做其他活动，并尽量以优质亲子时间（谈天、亲子阅读、玩耍和体能活动）等来代替屏幕时间，这样更能促进幼儿的智能、语言和身心发展。另外，应避免以屏幕时间作为对儿童的奖励或惩罚。睡前 1 小时不宜使用屏幕产品，也不应把产品摆放在睡房内，以免影响睡眠。应间歇休息，远望景物，让眼内肌肉放松；也要常转换姿势，令身体不同部位的肌肉放松。

（4）活动安排原则：设计和执行体能活动时，应以儿童的年龄、技能发展、体能需要及所学的健康信息为首要考虑因素。此时的儿童是活力充沛的阶段，他们一般不会懂得如何调节运动强度，往往运动节奏会较快和剧烈。但由于年纪小，他们的运动耐力较成年人低，故运动时多以间歇性的方式进行。儿童的体力恢复得很快，只需短暂休息便能再投入活动。因此，可在剧烈的体能活动中间多加入中段休息，饮水以补充水分和恢复体力。

（5）活动安全：运动处方的制订应由医师、营养师及体能教师组成小组，共同制订适用于肥胖儿童的运动处方，同时必须强调安全性，即运动强度在受试者心肺功能的安全范围内。体能活动项目前后要进行足够的热身、伸展和舒缓运动；注意饭餐和体能活动的相隔时间不应太短（建议不少于1小时）；时刻注意儿童的身体状况，若有不适，如极度气喘、头晕及作呕等，应尽快停止活动，让儿童休息；儿童活动时应穿着合适的运动衣服及鞋袜，不宜佩戴饰物。

六、管理

1. 登记管理　对肥胖儿童实行登记管理。

2. 随访　每个月1次营养监测、生长发育评估和指导，维持BMI不增或下降趋势后可2~3个月随访1次，直至恢复正常生长。

3. 转诊　对怀疑有病理性因素、存在合并症或经过干预肥胖程度持续增加的肥胖儿童，转诊至上级妇幼保健机构或专科门诊进一步诊治。

七、健康宣教要点

预防肥胖的宣教重点人群是存在超重/肥胖危险因素的儿

童及其养育者。儿童早期的健康生活方式对预防肥胖发生起着重要作用。0~6岁儿童的肥胖预防，需要家庭、托幼机构、医疗机构和社会的共同关注和参与。通过多种途径和方式，开展健康教育，做好预防工作，使儿童家长了解儿童体格生长规律，了解肥胖的危害性和防控的重要性。

1. 肥胖发生的危险因素

（1）家族史：父母一方或双方肥胖，父母患糖尿病、冠心病、高脂血症、高血压等，父母饮食结构和饮食行为不良，母亲妊娠期高血压、糖尿病或孕期体重增长过多。

（2）出生史：早产儿、低体重儿、大于胎龄儿和小于胎龄儿。

（3）喂养史：婴儿期人工喂养并过早添加固体辅食，有过度喂养或过度进食史，1岁以上儿童过量摄入高脂、高糖等高能量食物。

（4）体格生长：生长曲线体重增长过速，超过身高生长速度，接近超重水平。

2. 营养喂养

（1）孕期合理营养，保持孕期体重正常增长，避免新生儿出生时体重过重或低出生体重。

（2）提倡母乳喂养，出生后尽早开奶，逐渐建立哺乳规律，6个月内提倡纯母乳喂养，合理添加辅食，继续母乳喂养至2岁或以上。

（3）提倡顺应喂养，尊重儿童对饥饿和饱足的感受，避免强迫喂养和过度喂养；逐渐培养儿童规律就餐、自主进食的饮食行为；12月龄的幼儿开始练习自己用餐具进食，应定时、定点进餐。培养文明进食的良好饮食习惯，细嚼慢咽，不暴饮暴食，少吃或不吃不利于健康的食品。

（4）参考《中国居民膳食指南》，为儿童准备适宜的食物种类和食物量，提倡天然食品、均衡膳食，保持食物原味，少添加糖、盐和调味品。

（5）正确选择零食，少吃或避免进食油炸类、饼干类（不含低温烘烤和全麦饼干）、方便类（主要指方便面和膨化食品）、罐头类（包括鱼肉类和水果类）、冷冻甜品类（冰淇淋、冰棒和各种雪糕）和烧烤类食品。饮水以白开水为主，少喝或不喝含糖饮料。

3. 身体活动

（1）培养儿童积极参加各种身体活动的习惯。婴儿期即可在安全的环境中进行有监护的床面活动和地板游戏。婴儿尚不能自主移动时，每天至少有30分钟俯卧伸展时间。儿童可自主活动后，应尽量多安排身体活动。日常生活中鼓励儿童多走路、少坐车，养成运动锻炼的习惯。家长以身作则，多安排室内和室外的亲子活动。

（2）减少久坐时间。避免安排儿童过早、过多地看电视、玩电子游戏等静坐活动，2岁以下儿童尽量避免操作各种电子视频产品。

（3）每日安排体能活动。1~2岁儿童每天在各种强度的身体活动中花费至少180分钟，包括中等到剧烈强度的身体活动，全天分布，多则更好；2岁以上儿童在各种强度的身体活动中花费至少180分钟，其中至少包括60分钟的中等到剧烈强度身体活动，全天分布，多则更好。

4. 健康体检／体格生长监测　可采取家庭监测和机构监测相结合的方式进行，监测儿童体格生长和发育情况，推动生长发育监测图广泛应用，指导家长了解生长监测的意义，提高家长对儿童"高""矮""胖""瘦"标准的科学认知（图3-2）。

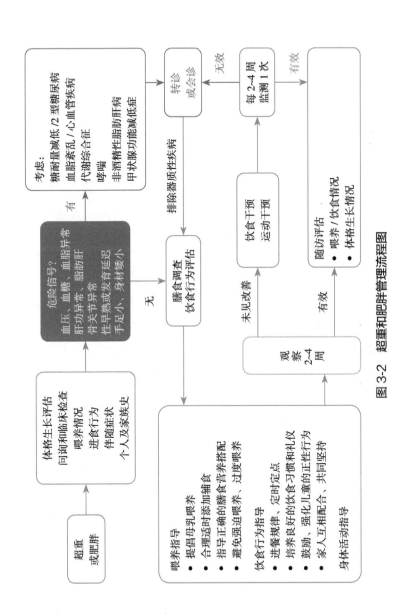

图 3-2　超重和肥胖管理流程图

第三节
营养性缺铁性贫血

一、问询病史和临床评估

（一）问询病史

1. **症状** 有无脸色苍白、体重增长缓慢、食欲缺乏、喂养困难；有无发热、咳嗽、呕吐、腹痛、腹泻；呕吐物性状（如有无咖啡样物），有无血便、黑便；有无发热、茶色尿；有无皮疹、紫癜等过敏或出血症状。

2. **出生史和生长发育史** 出生体重、胎龄及胎产次；是否早产、胎儿生长受限或小于胎龄；是否双胎、多胎；有无胎-胎或胎-母输血，有无胎盘早剥、前置胎盘；母亲有无贫血病史（母亲妊娠期血红蛋白和/或血清铁蛋白，孕期是否补充铁剂等），有无妊娠高血压、糖尿病，有无抽烟史（及父亲抽烟）；新生儿期有无住院，住院期间抽血检查次数，有无输血史，住院期间有无贫血（如有，血红蛋白和铁代谢指标）；出生后是否生长速度较快，运动、语言和认知发育情况。

3. **疾病史** 有无胃肠道、血液、肝肾及其他系统慢性疾病，以及结核、疟疾、寄生虫及人类免疫缺陷病毒感染史；有无反复出血史（如肠出血、鼻出血）等。

4. 家族史　父母及家族中有无贫血史（如地中海贫血，籍贯地区）。

5. 喂养 / 饮食情况　喂养方式（纯母乳喂养或配方粉喂养，是否铁强化配方，有无添加母乳强化剂，有无用鲜奶喂养）；有无补充铁剂和 / 或添加富含铁的食物，如含铁米粉、肉泥、动物肝泥等，铁剂补充量及持续时间；是否存在喂养 / 吞咽困难，有无偏食、挑食及膳食偏好。

（二）临床评估

包括体格测量和体格检查，注意营养状况、脸色、皮肤及口腔黏膜、指 / 趾甲颜色，以及有无皮疹、瘀斑、出血点，巩膜有无黄染，心脏有无杂音，肝、脾、淋巴结有无肿大。

（三）实验室检查

1. 血常规检查　血红蛋白（Hb）、平均血细胞比容（MCV）、平均红细胞血红蛋白含量（MCH）、平均红细胞血红蛋白浓度（MCHC）、红细胞分布宽度（RDW）等。

2. 网织红细胞检查。

3. 铁代谢指标检查　血清铁蛋白（SF）和 C 反应蛋白、红细胞游离原卟啉（FEP）、转铁蛋白饱和度（TS）、血清铁（SI）、总铁结合力（TIBC）等。

二、危险信号

伴随以下症状之一者，应考虑存在原发性疾病，尤其是各种隐性、显性失血性疾病，如消化道疾病、食物蛋白过敏性肠病、溶血、腹型紫癜、钩虫感染等，需及时转诊或会诊。

1. 频繁溢奶、呕吐、吐血。
2. 茶色尿。
3. 腹泻、便血。
4. 生长不良（体重、身长、头围增长不良）。

三、诊断

凡血常规检查外周血象符合小细胞低色素性贫血者，结合具有导致缺铁的危险因素，可拟诊为缺铁性贫血；有条件的机构可进行铁代谢等进一步检查，排除其他小细胞低色素性贫血，以明确诊断；机构如无铁代谢等进一步检查的相关实验室条件，可直接开始诊断性治疗。

（一）导致缺铁的危险因素

如先天铁储备不足（孕母铁缺乏、早产、双胎、多胎、胎儿失血）、喂养不当（未及时添加含铁丰富食物）、生长发育快（婴儿时期）、丢失过多（消化性溃疡、食物蛋白过敏性肠病、慢性腹泻、钩虫感染）等。

（二）血常规检测

1. 血红蛋白
（1）贫血及其分度判断标准参见表 3-2。

表 3-2　贫血及其分度判断标准

年龄/月龄	贫血（g/L）	贫血分度（g/L）		
		轻度	中度	重度
新生儿期	<145	—	—	—
1~<4 月龄	<90	—	—	—

续表

年龄 / 月龄	贫血（g/L）	贫血分度（g/L）		
		轻度	中度	重度
4~<6 月龄	<100	—	—	—
6~<60 月龄	<110	100~<110	70~<100	<70
5~<12 岁	<115	110~<115	80~<110	<80
12~<15 岁	<120	110~<120	80~<110	<80
15 岁及以上男性	<130	110~<130	80~<110	<80
15 岁及以上未孕女性	<120	110~<120	80~<110	<80
孕妇	<110	100~<110	70~<100	<70

（2）海拔高度对血红蛋白值的影响：海拔每升高 1 000m，血红蛋白上升约 4%（表 3-3）。

表 3-3 不同海拔高度血红蛋白校正值

海拔高度（m）	血红蛋白校正值（g/L）	海拔高度（m）	血红蛋白校正值（g/L）
<1 000	+0	3 000~<3 500	+19
1 000~<1 500	+2	3 500~<4 000	+27
1 500~<2 000	+5	4 000~<4 500	+35
2 000~<2 500	+8	4 500~	+45
2 500~<3 000	+13		

2. 外周血象　缺铁性贫血的外周血红细胞呈小细胞低色素性改变，贫血细胞形态分类详见表 3-4。外周血涂片可见红细胞大小不等，以小细胞为多，中央淡染区扩大；平均血细胞比容（MCV）<80fl、平均红细胞血红蛋白含量（MCH）<27pg、平均红细胞血红蛋白浓度（MCHC）<320g/L。

表 3-4　贫血的细胞形态分类

类别	平均血细胞比容（fl）	平均红细胞血红蛋白含量（pg）	平均红细胞血红蛋白浓度（g/L）
小细胞低色素性	<80	<27	<320
大细胞性	>94	>32	320~380
正细胞性	80~94	27~32	320~380
单纯小细胞性	<80	<27	320~380
正常值	80~94	27~32	320~380

（三）铁代谢检测

1. 血清铁蛋白和 C 反应蛋白　血清铁蛋白（SF）是诊断铁缺乏的敏感指标，儿童血清铁蛋白 <12μg/L 提示铁缺乏。因为感染、肿瘤、肝脏疾病等均可引起血清铁蛋白明显升高，缺铁合并这些疾病时血清铁蛋白值可不降低，故检测血清铁蛋白的同时应检测血清 C 反应蛋白（CRP），以排除感染和炎症对血清铁蛋白水平的影响。

2. 红细胞游离原卟啉　红细胞游离原卟啉（FEP）>0.9μmol/L（500μg/dl）提示铁缺乏。如血清铁蛋白降低、红细胞游离原卟啉升高而未出现贫血，是红细胞生成缺铁期的典型表现。红细胞游离原卟啉增高还可见于铅中毒、慢性炎症和先天性原卟啉增多症。

3. 血清铁、总铁结合力和转铁蛋白饱和度　这 3 项指标反映血浆中的铁含量，通常在缺铁性贫血期出现异常。异常值：血清铁（SI）<10.7μmol/L（60μg/dl），其生理变异大，在感染、恶性肿瘤、类风湿关节炎等疾病时也可降低，且有昼夜变化，早晨高而夜间低；总铁结合力（TIBC）>62.7μmol/L（350μg/dl），其生理变异较小，在病毒性肝炎时也可增高；转铁蛋白饱和度（TS）<15%。

（四）其他检查

1. 血清转铁蛋白受体　血清转铁蛋白受体（sTfR）不受炎症和感染的影响，是铁缺乏及缺铁性贫血的敏感指标，但因为对实验室条件要求较高以及缺乏儿童的正常参考值，目前应用范围较小。

2. 骨髓穿刺涂片和铁染色　骨髓可染色铁显著减少甚至消失、骨髓细胞外铁明显减少（0~±）（正常值：+~+++）、铁粒幼细胞比例 <15% 提示贮存铁减少，是反映体内贮存铁的敏感而可靠的指标。但由于为侵入性检查，一般情况下不需要进行该项检查。对于诊断困难，或需要鉴别排除其他原因导致的贫血，有条件的机构可以考虑进行，以明确诊断。

（五）诊断性治疗

机构如无铁代谢等进一步检查的相关实验室条件，可直接开始诊断性治疗。铁剂治疗 4 周有效，可诊断为缺铁性贫血，无效则转诊至专科或上级医疗机构。

四、鉴别诊断

地中海贫血、维生素 B_6 缺乏性贫血、铁粒幼红细胞性贫血、异常血红蛋白病和铅中毒等也表现为小细胞低色素性贫血，应根据不同危险因素、临床特点和实验室检查特征加以鉴别（表3-5）。

如血常规提示小细胞低色素改变，即 MCV<80fl、MCH<27pg、MCHC<320g/L，提示缺铁可能，可通过 Mentzer 指数初步鉴别缺铁（MCV/RBC>13）还是地中海贫血导致的小细胞低色素改变，诊断正确率可达90%。地中海贫血可进一步借助血红蛋白电泳、抗碱血红蛋白测定和基因检测予以鉴别。

表3-5　小细胞贫血的实验室检测鉴别诊断

指标	缺铁性贫血	地中海贫血	慢性疾病	铁粒幼细胞贫血
血清铁蛋白（SF）	↓	↑	正常或↑	正常或↑
红细胞分布宽度（RDW）	↑	正常或↑	正常	↑
血清铁（SI）	↓	正常或↑	正常或↓	正常或↑
总铁结合力（TIBC）	↑	正常	轻微↓	正常或↑
转铁蛋白饱和度（TS）	↓	正常或↑	正常或轻微↓	↑

维生素 B_6 缺乏性贫血表现为小细胞低色素性贫血，维生素 B_{12} 和 / 或叶酸缺乏可导致大细胞性贫血，铁剂补充治疗效果不佳时，有条件的机构可检测维生素 B_6、叶酸、维生素 B_{12} 以排除其他营养素缺乏导致的贫血。全血细胞降低应考虑再生障碍性贫血。

五、治疗

1. 补充铁剂

（1）口服补充：采用口服法给药，二价铁盐容易吸收，故临床均选用二价铁盐制剂。常用的口服铁剂有硫酸亚铁（含元素铁 20%）、富马酸亚铁（含元素铁 33%）、葡萄糖酸亚铁（含元素铁 12%）、琥珀酸亚铁（含元素铁 35%）等。口服铁剂的剂量为每天补充元素铁 3~6mg/kg，餐间服用，每天分 2~3 次口服。可同时口服维生素 C 以促进铁吸收。

（2）疗效判断：一般补充铁剂 3~4 天后网织红细胞值开始上升，7~10 天达高峰，2~3 周后降至正常；补铁 2 周后血红蛋白开始上升，4 周后血红蛋白值应上升 20g/L 以上，如上升不足，应详细问询，寻找原因；如治疗效果满意，应在血红蛋白值正常后继续补充铁剂 8 周，恢复机体铁储存水平。

（3）不良反应：口服铁剂时可能出现恶心、呕吐、胃痛、便秘、大便颜色变黑、腹泻等不良反应。当出现上述情况时，可改为随餐服用以减少胃肠道不良反应，或更换不同剂型的铁剂，或剂量减半。

（4）静脉注射治疗：较易发生不良反应，甚至可因过敏性反应致死，应慎用。静脉注射治疗适用于以下情况：诊断确定但口服治疗无效；改变剂型、剂量和给药时间仍无改善；患儿有胃肠道疾病或胃肠手术后口服不耐受。如患儿需采用注射方法治疗，建议转诊至专科。

2. 日常膳食和其他营养素补充　合理喂养，给予含铁丰富的食物（红肉、肝脏类）；多进食富含维生素 C 的蔬菜和水果促进肠道铁吸收；同时增加富含 B 族维生素等微量营养素的食物或营养补充剂；口服铁剂时不宜同服牛奶、茶、咖啡等可影响铁吸收的食物。

六、管理

1. 登记管理和专案管理　对贫血儿童登记管理，中重度贫血儿童实行专案管理。专案管理人员需具有临床执业医师资质，并接受过营养基础知识和营养性疾病培训。

2. 随访　轻中度贫血儿童补充铁剂后 2~4 周复查血红蛋白及网织红细胞，并了解服用铁剂的依从性，评估疗效。如治疗效果满意，血红蛋白恢复正常后再继续服用铁剂以增加铁贮存。如果铁剂治疗后效果不佳，需考虑以下原因：诊断不正确、依从性不佳、存在持续慢性失血、存在影响铁吸收的因素、存在感染 / 炎症等。

3. **转诊**　重度贫血儿童、轻中度贫血儿童经铁剂正规治疗 1 个月后无改善或进行性加重者，应及时转至上级妇幼保健机构或专科门诊。

4. **结案**　血红蛋白值正常，治疗足疗程（12 周）后即可结案。

七、健康宣教要点

孕妇和婴儿家长是预防缺铁和缺铁性贫血健康宣教的重点人群。

1. 孕妇

（1）加强健康宣教：帮助母亲认识贫血和缺铁对婴幼儿生长发育的影响，指导孕期均衡营养，定期孕期检查，早期发现可能影响胎儿铁营养状况的危险因素，如妊娠期贫血、妊娠合并症 / 并发症、双胎、胎儿胎儿生长受限等，及时干预，宣传戒烟。

（2）营养素补充：根据孕母铁营养和贫血状况使用营养强化食物或膳食营养素补充剂。整个孕期口服补充元素铁 30~60mg/d，叶酸 400μg（0.4mg）/d。

（3）日常膳食：增加红色肉类（孕中、晚期应每日增加 20~50g）、鱼类、禽类等富含血红素铁食物的摄入，同时增加新鲜水果、绿叶蔬菜等含维生素 C 的食物摄入，尽量减少摄入会抑制铁吸收的食物，如茶、咖啡等。

（4）延迟脐带结扎：推荐延迟新生儿脐带结扎 1~3 分钟，除非母亲或新生儿需要立即进行其他临床抢救。

2. 儿童期

（1）鼓励纯母乳喂养：足月儿若在生后 4~6 个月仍纯母乳喂养，可预防性补充元素铁 1mg/（kg·d），直至可从膳食中摄入每日所需的铁。6~12 月龄的铁推荐摄入量为 11mg/d，1~3 岁为 7mg/d。早产儿、低体重儿，建议从出生 2~4 周起补充铁剂 2mg/（kg·d）（包含母乳强化剂、强化铁的配方奶及其他富含铁食物中的元素铁），至矫正 12 月龄。

（2）及时添加辅食：婴儿满 6 月龄及时添加含铁丰富的辅食，先从铁强化的米粉和肉泥、肝泥开始；其他可补充铁元素的铁强化食物还包括铁强化配方奶、婴儿铁强化谷类食物等。6~8 月龄母乳喂养婴儿最低辅食喂养频次为每日 2 次，9~23 月龄母乳喂养婴儿为每日 3 次，6~23 月龄非母乳喂养婴儿奶类和辅食的最低喂养频次为每日 4 次，以保证充足的能量及营养素的摄入。避免婴儿期引入牛乳及其他动物性乳类，以避免食物过敏。

（3）倡导均衡膳食：每日添加的辅食应包括七类基本食物中至少四类，其中必须有谷类和薯类、动物性食品、蔬菜和水果。进食富含维生素 C 的新鲜蔬菜和水果，可促进肠道铁吸收；纠正厌食和偏食等不良饮食习惯，合理搭配饮食，保证食物多样化增加微量营养素的吸收；牛奶、茶和咖啡能影响铁吸收，应避免与含铁丰富的食物同时食用。

（4）保障健康和饮食卫生：保障健康，及时治疗慢性失血性疾病；提倡良好的卫生习惯和水源健康，预防感染性疾病和寄生虫病。

（5）健康体检/贫血筛查：建议婴儿期在 6~8 月龄时筛查贫血，满 1 周岁后每年筛查 1 次（国家基本公共卫生服务健康体检项目为儿童每年提供一次免费血常规或血红蛋白检测）。如有铁缺乏危险因素，如早产、低出生体重、母亲孕期有贫血、生长发育快，纯母乳喂养未及时添加富含铁的食物，应提早筛查时间并增加筛查次数。早产儿在新生儿期有贫血者，3 月龄内应及时筛查（图 3-3）。

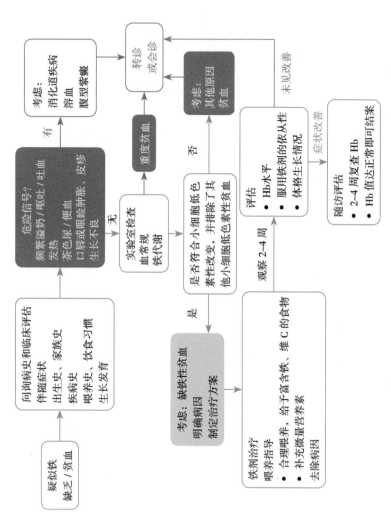

图 3-3 营养性缺铁性贫血管理流程图

第四节
维生素 D 缺乏性佝偻病

一、问询病史和临床评估

（一）问询病史

1. 喂养史　日常含钙丰富食物摄入情况、维生素 D 补充情况。

2. 个人史和出生史　是否户外活动少（每天接受日光照射不足 1 小时）；婴儿生长发育速度，是否孕母维生素 D 不足、钙摄入不足，有无反复呼吸道感染、慢性消化道疾病、肝肾疾病、食物过敏、乳糖不耐受等；长期使用抗惊厥药物，如苯巴比妥和苯妥英钠、糖皮质激素、利尿剂等。

3. 症状　有无非特异性神经精神症状，如多汗、夜惊、烦躁不安。

（二）临床检查

检查儿童是否存在佝偻病相关体征（表 3-6）。

表3-6　儿童佝偻病相关体征

部位	名称	体征描述	好发年龄
头部	颅骨软化	顶骨、枕骨或双侧颞骨部中心部位按之呈乒乓球样弹性软化感	3~6个月
	方颅	额骨、顶骨向双侧对称性隆起，头颅呈方形或马鞍形	8~9个月
胸部	肋骨串珠	肋骨与肋软骨交界处的骨样组织增生所致，呈钝圆形隆起，上下排列呈串珠状	1岁左右
	肋膈沟	因肋骨受膈肌牵拉向胸内部，而形成一横沟（应使小儿于仰卧位检查，不能在坐位检查）	
	鸡胸、漏斗胸	胸骨与7、8、9肋骨相连处软化内陷时，胸骨柄向前突出（应除外先天性畸形；漏斗胸更多由先天异常引起；肋骨外翻也大多为正常生理现象）	
四肢	手足镯	腕、踝部骨样组织增大，呈钝圆形隆起	>6个月
	"O"形或"X"形腿	立位时两足靠拢，两膝关节分离；轻微的膝内翻（膝关节间距不超过3cm）或膝外翻（踝关节间距不超过3cm）是正常生理现象	>1岁
脊柱	后弯侧弯		学坐后
骨盆	扁平		

（三）血生化和影像学检查

1. 血生化指标　血清25-OH-D水平（质谱法）是反映人体维生素D营养状况的良好指标；血清钙、血清磷、碱性磷酸酶（AKP）间接反应骨骼钙代谢情况；其他相关指标还有血甲状旁腺激素（PTH）、降钙素等。

2. 影像学检查　骨骼X线检查，主要是腕骨摄片。

二、危险信号

伴随以下症状之一者，应考虑存在原发性疾病，如可影响维生素 D 吸收的胃肠道或肝胆疾病、可致维生素 D 羟化障碍的肝肾损害，以及黏多糖病、软骨营养不良、脑积水等体征与佝偻病类似的疾病，需及时转诊或会诊。

1. 恶心、频繁呕吐、吐血。
2. 喂养困难、吞咽困难、呛奶。
3. 表情痛苦、异常姿势。
4. 慢性腹泻。
5. 头围异常、头型异常、前囟饱满紧张。
6. 四肢短小。
7. 生长不良。

三、诊断

（一）维生素 D 缺乏

存在维生素 D 缺乏危险因素，血清 25-OH-D<20ng/ml，且无特异性临床症状和体征，为维生素 D 缺乏。维生素 D 缺乏在所有年龄人群中均有发生，无明显症状，目前儿童维生素 D 缺乏或不足标准尚无一致的科学结论。一般认为保持儿童血清 25-OH-D≥20ng/ml（50nmol/L）为适宜。

（二）维生素 D 缺乏性佝偻病

诊断需要结合维生素 D 缺乏的危险因素、临床表现、血生化和骨骼 X 线综合判断（表 3-7）。

表3-7 维生素D缺乏性佝偻病的分期

项目	初期	活动期（激期）	恢复期	后遗症期
发病年龄	多见于6月龄以内，特别是3月龄以内的小婴儿	3月龄以上		多2岁以上
症状体征	非特异性神经精神症状：易激惹、烦躁、多汗、摇头、枕秃等	骨化不良而出现骨骼改变，并伴随运动发育迟缓、肌肉松弛	临床症状体征逐渐减轻或消失，但已经形成的骨骼畸形会继续留存	临床症状消失，体征无进行性、活动性改变，轻度骨骼畸形会随着儿童生长而逐渐矫正，但重度的骨骼畸形可长期残留、部分需要手术治疗
25-OH-D	下降	<12ng/ml（<30nmol/L），可诊断	恢复正常	正常
血钙	正常	稍降低	恢复正常	正常
血磷	正常或偏低	明显降低	恢复正常	正常
AKP	正常或稍高	明显升高	1~2个月后恢复正常	正常
骨X线	摄片正常或钙化带稍有模糊	骨骺端钙化带消失，呈杯口状、毛刷状改变，骨骺软骨带增宽（>2mm），骨质疏松，骨皮质变薄	长骨干骺端临时钙化带重现、增宽、密度增加，骨骺软骨盘宽<2mm	干骺端病变消失

（三）鉴别诊断

佝偻病是一组疾病，除了维生素 D 缺乏所致以外，还有因维生素 D 受体缺陷而对维生素 D 无反应、肝肾疾病致维生素 D 代谢异常、肾小管磷重吸收异常或肠道磷吸收异常，以及肿瘤等导致的佝偻病，这些疾病对常规剂量维生素 D 治疗无反应，需要加以鉴别。

四、治疗

（一）维生素 D 缺乏

建议口服双倍剂量的维生素 D 补充剂治疗，即 800IU/d（20μg/d），持续治疗 3~4 个月，然后恢复 400IU/d 的常规补充剂量。或者在监测 25-OH-D 的基础上，调整维生素 D 补充剂量。

（二）维生素 D 缺乏性佝偻病

1. 维生素 D 治疗　治疗原则以口服为主。对于处于活动期的维生素 D 缺乏性佝偻病，常用的治疗推荐剂量：口服维生素 D 2 000~4 000IU/d，连服 3 个月，之后改为 400IU/d 的常规补充剂量。或者在监测 25-OH-D 的基础上，调整维生素 D 补充剂量。

建议初始治疗满 1 个月时复查血清钙、磷及碱性磷酸酶水平；满 3 个月时复查血清钙、磷及碱性磷酸酶、PTH、25-OH-D 及尿液钙 / 肌酐比值，并复查骨骼 X 线。

如患儿口服困难或由于腹泻等影响维生素 D 吸收时，则需采用大剂量维生素 D 肌内注射方法，建议转诊至专科治疗。

2. 其他治疗

（1）合理膳食：适量增加富含钙类食物的摄入；也可适当补充钙剂。

（2）微量营养素补充：儿童可能伴有铁、锌、维生素 A 等营养素的缺乏，注意适量补充。

（3）外科手术：严重的骨骼畸形可在后遗症期通过外科手术矫正。

五、管理

1. 登记管理和专案管理　对维生素 D 缺乏性佝偻病儿童进行登记管理，活动期佝偻病儿童专案管理。专案管理人员需具有临床执业医师资质，并接受过营养基础知识和营养性疾病培训。

2. 随访　活动期佝偻病每个月复查 1 次，恢复期佝偻病 2 个月复查 1 次，至痊愈。

3. 转诊　若活动期佝偻病经治疗 1 个月后症状、体征、实验室检查无改善，应考虑其他非维生素 D 缺乏性佝偻病、内分泌、骨代谢性疾病、肝肾疾病、肿瘤等，应转上级妇幼保健机构或专科门诊明确诊断。

4. 结案　血生化指标和骨 X 线恢复正常后观察 2~3 个月无变化者，即可结案。

六、健康宣教要点

1. 危险因素

（1）喂养：日常未补充维生素 D，或缺乏维生素 D 强化食物。

（2）一般情况：18 月龄内的婴幼儿；居住在高纬度地区（黄河以北），户外活动少（每天接受日光照射不足 1 小时）；生长发育快。

（3）出生史：早产、双胎、多胎、小于胎龄儿，孕母维生素 D 不足、钙摄入不足。

（4）疾病和用药史：反复呼吸道、消化道感染，慢性消化道疾病，肝肾疾病，食物过敏等；长期使用抗惊厥药物，如苯巴比妥和苯妥英钠、糖皮质激素、利尿剂等。

2. 维生素 D 补充 婴儿（尤其是纯母乳喂养儿）生后数天开始（建议从产院出院起）补充 400IU/d（10μg/d），并推荐长期补充，直至儿童和青少年期。

3. 户外活动 建议儿童适当进行户外活动，多晒太阳（6 月龄以下避免直晒），但由于通过阳光获得维生素 D 的不确定性，仍推荐每日维生素 D 的补充。

4. 高危人群补充 早产儿、双胎儿出院后即应补充维生素 D 800IU/d（20μg/d），3 个月后改为 400IU/d（10μg/d），有条件者可监测血生化指标，根据结果适当调整剂量；儿童存在生长快速、长期腹泻等，应根据情况增加维生素 D 的补充剂量（图 3-4）。

第三章 营养性疾病

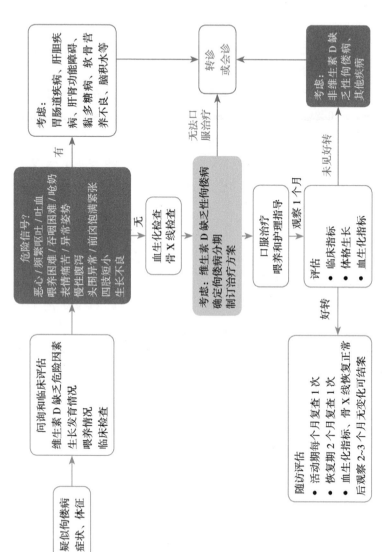

图 3-4 维生素 D 缺乏性佝偻病管理流程图

114

第四章

特殊情况营养喂养

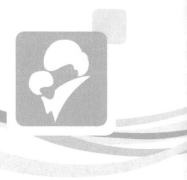

第一节
早产和低出生体重

一、问询病史和临床评估

1. 出生及住院期间情况　出生胎龄、出生体重，有无宫内或宫外生长迟缓，有无并发症，住院期间喂养情况，出院时的营养风险评估结果（高、中、低危早产儿）。

2. 伴随症状　早产儿早期喂养阶段会出现意识状态不稳定（如难以从睡眠状态转到觉醒状态），生理状况不稳定（如呼吸暂停），有限的喂养耐受性，吸吮、吞咽、呼吸的协调功能差，吞咽功能受损，口腔运动控制、协调能力差，大便频繁、松散、水样，大便干燥、排便困难、腹胀；对固体食物咀嚼或吞咽能力差等。

3. 喂养情况　出院后喂养情况包括早产儿的进食需求及状态转换、乳类喂养方式（包括能否经口喂养）、每日奶量、有无呕吐、腹胀等、排尿和排便的次数和性状。辅食添加种类、添加次数、接受程度和进食技能。

母乳喂养评估：每天哺乳次数（包括夜间）、每次哺乳持续时间、每次哺乳时有吞咽动作的时间、单侧或双侧喂哺、直接哺乳或泵出母乳奶瓶喂哺、有无添加人乳强化剂及添加量、尿量、睡眠、母亲对自己奶量的估计、饮食习惯和身体情况等。出院后首次喂养评估时注意哺乳过程中婴儿生命体征的变化、吸吮吞咽与呼吸的协调、每次喂奶所需时间，母乳喂养的姿势和体位是否正确舒适、婴儿含接是否正确。

4. 生长发育情况　　了解出院时有无宫外生长迟缓，出院时体重、身长及头围，目前体重、身长及头围。评价追赶生长状况，评价有无体重、身长、头围增长不良及生长发育迟缓。

矫正胎龄 40 周及以下的早产儿，使用胎儿宫内生长曲线图进行评价；矫正胎龄 40 周以上的早产儿，使用儿童生长曲线图进行监测与评价。

5. 血营养代谢指标及其他检查项目　　出院时血营养代谢指标异常，则出院后 1 个月需复查。当出现生长迟缓或准备乳类转换时也要重新复查进行评价。常用的评估指标包括血红蛋白、碱性磷酸酶、血钙、血磷、25-羟维生素 D 水平、尿素氮、前白蛋白等。关注平均血细胞比容和平均红细胞血红蛋白含量的变化，必要时检测血清铁蛋白，及早识别铁缺乏。有条件时进行骨密度测定。

6. 其他检查　　早产儿视网膜病筛查及儿童眼病筛查和视力检查、听力筛查，以及其他必要的辅助检查。如必要时进行吞咽功能造影检查，排除吞咽功能延迟；口腔运动功能评估，排除口腔运动协调问题。

二、危险信号

出生时有支气管肺发育不良、胃食管反流、短肠综合征、发绀型先天性心脏病、严重神经系统损伤等严重并发症的早产儿，常会有很多喂养困难和特殊问题。针对这些医学问题所导致的追赶不满意或生长迟缓，应进行多学科会诊或转诊至专科进行诊治。

伴随以下表现之一者，应考虑存在病理情况，如吞咽功能延迟或障碍、口腔运动协调问题、代谢性骨病等，需及时转诊或会诊。

1. 吸吮无力、频繁恶心、拒绝吃奶或舌异常运动。

2. 吞咽困难，频繁吐奶、呛奶或出现呼吸困难。

3. 反复发生吸入性肺炎。

4. 吃奶量减少且体重增长缓慢。

5. 适于胎龄儿 6 月龄内没有出现追赶生长，或 1 岁内没有达到正常水平。

6. 小于胎龄儿强化营养后仍生长缓慢。

三、营养风险评估

营养风险程度分类是早产儿出院后个体化营养指导的基础，通常应由新生儿科医生在出院前完成首次评估，出院后随访时仍需继续评估营养风险程度，若中或低危早产儿再次出现高危早产儿情况（第 4~8 条之一），宜调整为高危营养风险喂养方案（表 4-1）。

表 4-1 早产儿营养风险分级

评估内容	早产儿分级		
	高危	中危	低危
胎龄（周）	<32	32~34	>34
出生体重（g）	<1 500	1 500~2 000	>2 000
胎儿生长受限	有	无	无
经口喂养	欠协调	顺利	顺利

评估内容	早产儿分级		
	高危	中危	低危
奶量 [ml/（kg·d）]	<150	≥150	≥150
体重增长（g/d）	<25	≥25	≥25
宫外生长迟缓	有	无	无
并发症*	有	无	无

注：*并发症包括支气管肺发育不良、坏死性小肠结肠炎、消化道结构或功能异常、代谢性骨病、贫血、严重神经系统损伤等任一条

四、安抚教育

早产儿/低出生体重，刚出院时由于环境、生活节律和喂养方式的改变，婴儿期可能会出现哺乳困难，进食奶量明显减少，不专注，哭闹；不愿意直接含接乳房，吃奶缓慢，吃奶时间长；呛奶、呕吐，吃吃停停；大便松散或不通畅等不适应的表现。甚至会出现短期内体重减轻，或添加辅食后出现一些喂养问题，如对固体食物咀嚼或吞咽不良等。这些情况大多可以通过改变喂养环境、调整喂养方法及适当护理得到改善，并随着婴儿吸吮、吞咽、呼吸、消化功能成熟逐渐消失。

出生胎龄较小、出生体重较低、出院时尚未足月、有支气管肺发育不良、胃食管反流等并发症者，出院后仍存在较高的发病风险，要坚持定期随访，学会喂养和护理方法，以及观察婴儿的生命体征和异常情况，预防和紧急处理喂养过程中的不良事件。

五、喂养指导

（一）婴儿早期的喂养技巧

教会养护人识别婴儿早期饥饱信号、安抚技巧与唤醒婴儿吃奶的技巧，提供安静的喂养环境；采取适宜的喂养体位、乳汁流速，将喂养时间控制在 20~30 分钟；帮助婴儿调整吃奶节奏。强调个体化喂养指导。

（二）乳类喂养

1. 强化喂养与乳类转换　指出院后采用强化人乳、早产儿配方或早产儿过渡配方喂养的方法，具体指导流程见图4-1。

强化营养的时间有个体差异。中危、生长速率满意的早产儿一般需强化喂养至校正 3 月龄左右；高危、并发症较多和有宫内外生长迟缓的早产儿需强化的时间较长，一般可至矫正 6 月龄左右，个别早产儿可至 1 岁。即使营养风险程度相同的早产儿其强化营养的时间也存在个体差异，要根据体重、身长、头围在矫正同月龄的百分位数决定是否继续或停止强化营养，最好达到 P_{25}~P_{50}，小于胎龄儿达到 $>P_{10}$，可逐渐降低配方的能量密度至 280kJ/100ml，即转换为纯母乳或普通婴儿配方。避免体重 / 身长 $>P_{90}$。转换期间密切监测婴儿生长速度及血营养代谢指标。如婴儿生长速率和各项指标的百分位数出现下降及血生化异常等，可酌情恢复部分强化，直至生长速度恢复正常。

当小于胎龄早产儿线性生长速率正常，即使未达到同月龄的追赶目标，也不易延长强化喂养时间。不推荐足月小于胎龄儿出院后常规使用早产儿配方或早产儿过渡配方促进生长。

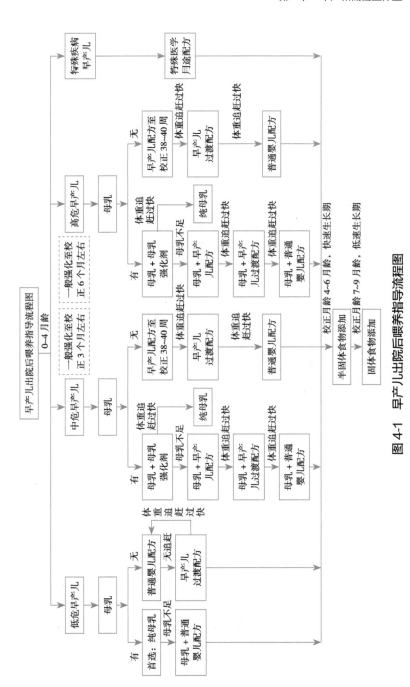

图 4-1 早产儿出院后喂养指导流程图

2. 中危及高危儿喂养

（1）母乳喂养：足量强化母乳喂养至矫正胎龄 38~40 周后，调整为半量强化母乳；鼓励部分直接哺乳、部分母乳 + 人乳强化剂的方式，为将来停止强化直接哺乳做准备。强化喂养至生长满意及血生化正常，逐渐转换为纯母乳喂养。开始纯母乳喂养（未强化）后 1 个月进行血营养代谢检查。

（2）部分母乳喂养：母乳量≥50% 时，足量强化母乳 + 早产儿配方至矫正胎龄 38~40 周，之后转换为半量强化母乳 + 早产儿过渡配方；母乳量 <50%，或缺乏人乳强化剂时，鼓励直接哺乳 + 早产儿配方（补授法）至矫正胎龄 38~40 周，之后转换为直接哺乳 + 早产儿过渡配方（补授法）。直至生长满意，逐渐转换为母乳 + 普通婴儿配方。

（3）配方奶喂养：使用早产儿配方喂养至矫正胎龄 38~40 周，转换为早产儿过渡配方，至生长满意，逐渐转换为普通婴儿配方。

3. 低危儿喂养

（1）母乳喂养：直接哺乳，按需哺乳，给予母亲饮食指导和泌乳支持；最初喂养间隔 <3 小时，包括夜间；特别注意补充维生素 A、维生素 D 和铁剂。如果婴儿生长缓慢（<25g/d）或血碱性磷酸酶升高、血磷降低，可适当使用人乳强化剂，至生长满意及血生化正常。

（2）部分母乳喂养：直接哺乳 + 普通婴儿配方（补授法），促进泌乳量。如果生长缓慢（<25g/d）或奶量摄入 <150ml/（kg·d），可部分使用早产儿过渡配方，至生长满意。

（3）配方奶喂养：喂养普通婴儿配方奶。如果生长缓慢（<25g/d）或奶量摄入 <150ml/（kg·d），可适当使用部分早产儿过渡配方，至生长满意。

（三）辅食添加

早产、低体重儿引入半固体食物的月龄有个体差异，在保证足量母乳和 / 或婴儿配方奶等乳类喂养的前提下，根据发育和生理成熟水平及追赶生长情况，一般在矫正 4~6 月龄开始逐渐引入泥糊状及固体食物。胎龄小的早产儿发育成熟较差，引入时间相对延迟。引入半固体食物过早会影响摄入奶量，或导致消化不良；引入过晚会影响多种营养素的吸收或造成进食技能发育不良。注意观察婴儿对各种食物的耐受程度，循序渐进地添加。根据早产儿的发育成熟度，适时锻炼咀嚼功能和口腔运动能力。

（四）营养素补充

根据婴儿个体情况补充适宜剂量的营养素。

1. 铁剂　补充铁剂 2mg/（kg·d），酌情补充至矫正 12 月龄。使用母乳强化剂、强化铁的配方奶及其他富含铁的食物时，酌情减少铁剂的补充剂量。

2. 维生素 A 和维生素 D　补充维生素 D 800~1 000IU/d，3 个月后改为 400IU/d，直至 2 岁。该补充量包括食物、日光照射、维生素 D 制剂中的维生素 D 含量。维生素 A 推荐摄入量 1 332~3 330IU/（kg·d）。

3. 钙和磷　钙推荐摄入量 70~120mg/（kg·d），磷 35~75mg/（kg·d）。所有矿物质推荐量包括配方奶、人乳强化剂、食物和钙磷制剂中的含量。

4. 长链多不饱和脂肪酸　早产儿的推荐摄入量二十二碳六烯酸 55~60mg/（kg·d），花生四烯酸 35~45mg/（kg·d），直至胎龄 40 周。

六、管理

1. 专案管理　在早产儿首次就诊时建立管理档案，对早产儿进行专案管理。专案管理人员需具有临床执业医师资质，并接受过营养基础知识和营养性疾病培训。

2. 随访

（1）低危早产儿：建议出院后至矫正 6 月龄内每 1~2 个月随访 1 次，矫正 7~12 月龄内每 2~3 个月随访 1 次，矫正 12 月龄后至少每半年随访 1 次。根据随访结果酌情增减随访次数。

（2）中危及高危早产儿：建议出院后至矫正 1 月龄内每 2 周随访 1 次，矫正 1~6 月龄内每 1 个月随访 1 次，矫正 7~12 月龄内每 2 个月随访 1 次，矫正 13~24 月龄内每 3 个月随访 1 次，矫正 24 月龄后每半年随访 1 次。根据随访结果酌情增减随访次数。矫正 12 月龄后，连续 2 次生长发育评估结果正常，可转为低危早产儿管理。

3. 转诊　对随访中发现的诊断不明、治疗无效、神经心理行为发育可疑或异常儿，及时转至相关专科或上级医疗机构就诊。

4. 结案　体格生长及神经心理行为发育评价正常的早产儿，实际年龄满 24 月龄时可以结案；暂时不能结案者管理至 36 月龄时结案。结案后的早产儿转入儿童保健系统管理（图 4-2）。

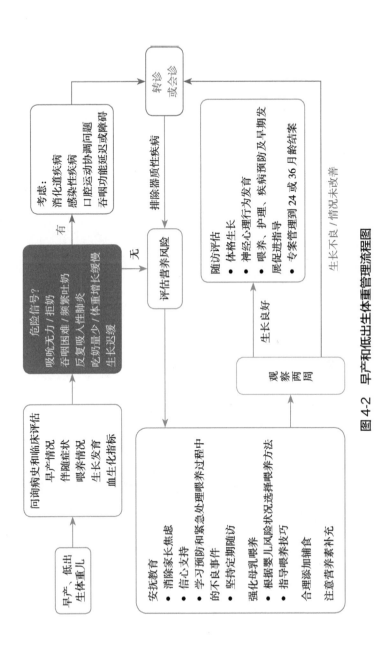

图 4-2 早产和低出生体重管理流程图

第二节 食物过敏

一、问询病史和临床评估

（一）问询病史

1. 症状　食物过敏症状多样，常缺乏特异性，可累及消化道、皮肤、呼吸道，甚至心血管系统，重者可导致死亡。当病史中出现下表 4-2 中所列症状，同时不能用感染或其他器质性疾病原因解释时，应考虑食物过敏可能。

表 4-2　食物过敏常见临床症状

机制	时相	症状
速发型（IgE 介导）	摄入食物后约 30~60 分钟出现症状	口腔过敏综合征（口腔麻木、唇部肿胀、瘙痒）；荨麻疹；血管性水肿；湿疹；胃肠道过敏症（呕吐、腹泻）；哮喘发作；支气管痉挛；过敏性休克（上气道水肿、喘息、喘鸣、低血压、循环 - 呼吸停止）
迟发型（非 IgE 介导）	摄入食物后数小时或数天后发生	食物蛋白诱发的肠病、小肠结肠炎、直肠结肠炎；嗜酸粒细胞增多性食管炎；特应性皮炎（可为 IgE 介导）；胃食管反流；痉挛性腹痛、便秘；生长障碍等

2. 症状与进食的关系

（1）诱发反应的可疑食物。

（2）可疑食物摄入的量。

（3）摄入食物到出现症状的时间。

（4）在其他时间进食相同食物是否出现相同症状。

（5）最后一次出现症状距现在的时间。

（6）症状出现的频率。

（7）有无其他因素影响，如运动。

（8）有无食物污染的可能性等。

3. 疾病史　既往过敏性疾病或其他疾病诊治情况、用药情况，治疗效果如何。

4. 家族史　询问父母或同胞是否曾患有过敏性疾病以确认过敏性疾病管理的高风险人群。目前认为特应性疾病家族史阳性者（至少一位一级亲属患过敏性疾病，如哮喘、过敏性鼻炎、特应性皮炎等）为过敏性疾病高风险人群。

（二）临床评估

注意检查食物过敏易累及的器官系统，如呼吸、消化、皮肤、眼、鼻的相关症状及体征。

二、危险信号

伴随以下症状之一者，应考虑存在严重食物过敏或其他原发性疾病，应及时转诊或会诊。

1. 频繁溢奶、呕吐、吐血。

2. 痉挛性腹痛。

3. 便血（大便潜血试验强阳性）。

4. 突发大片荨麻疹、神经血管性水肿、潮红、瘙痒。

5. 口唇或眼睑肿胀、皮疹。

6. 喘鸣、哮喘、呼吸困难、呼吸费力、发作性咳嗽、发绀、晕厥。

7. 表情痛苦或异常姿势（Sandifer 姿势，类似斜颈样的"公鸡头样"的姿势）。

8. 突然出现阵发性哭闹，伴有面色改变，且反复发作。

9. 生长不良（身长、体重、头围增长不良）。

三、诊断和治疗

食物过敏的诊断有赖于准确的饮食与症状相关联的病史回忆（可鼓励家长记录 2 周的饮食日记），结合食物激发试验及相关辅助检查（血清特异性 IgE 检测、皮肤点刺试验、内镜检查等）综合判定。过敏的治疗需要多科协作，包括皮肤科、呼吸科、消化科等医生共同参与。

营养门诊医生可负责制定食物过敏患儿的饮食管理方案，监测患儿的体格生长及营养状况，对家长和儿童开展过敏防治和营养相关的健康教育。

四、营养评估和食物回避

食物过敏儿童的体格生长参数常低于一般人群，其中以牛奶蛋白过敏造成的差异最为显著。食物过敏儿童还常伴有不良的进食技能和 / 或进食行为问题，如食物厌恶、拒食、恐惧进食和进食焦虑等。故对于食物过敏儿童，应加强生长和营养监测。

1. 营养评估　在饮食回避前和饮食回避治疗过程中，均应对患儿的体格及营养进行评估、监测，制订出患儿的最佳饮食方案。食物过敏儿童可能存在能量、宏量和微量营养素摄入不足，需注意营养素的补充，尽可能在出现营养问题前开始营养咨询和干预，避免营养不足或不均衡发生。

2. **严格回避过敏食物** 回避过敏食物是目前临床治疗食物过敏唯一有效的方法。所有引起过敏症状的食物应从饮食中完全排除。由于食物过敏有随年龄增长而自愈的可能，故应定期进行监测，通常主张每 3~6 个月进行重新评估以调整回避性饮食治疗方案及时间；但对于有过敏性休克家族史或严重症状的患儿，饮食回避的时间应适当延长。

3. **饮食替代** 通常，单一的食物回避在注意食物多样性时不会影响婴幼儿营养状况；而对多食物过敏的幼儿，可选用低过敏原食物，如谷类、羊肉、黄瓜、菜花、梨、香蕉、菜籽油等，并由营养医生定期进行营养评估，调整饮食结构。

（1）母乳喂养的食物过敏婴儿：建议继续母乳喂养，但母亲应回避含有过敏原的食物，尽量做到饮食多样化，避免发生营养不足。

当母亲饮食回避后仍出现下列问题时，需考虑母亲饮食回避是否正确或恰当，必要时转专科诊治：①患儿症状无改善且严重；②患儿生长迟缓和其他营养缺乏；③母亲多种食物回避影响自身健康；④母亲因回避饮食导致较重心理负担。

（2）非母乳喂养的牛奶蛋白过敏婴儿：可选用氨基酸配方粉或深度水解蛋白配方粉替代喂养。2 岁后因食物多样化，营养素来源丰富，牛奶蛋白过敏儿童可以采用无奶饮食，但需补充钙剂。

4. **严重过敏反应处理** 食物蛋白诱发的严重过敏反应因可危及生命，故迅速处理十分重要。肾上腺素是治疗严重过敏反应的首要药物。一旦发生严重过敏反应需立即使用 1‰肾上腺素（1mg/ml）0.01~0.03mg/kg 肌内注射，必要时可 15 分钟后重复一次。治疗关键是维持呼吸道通畅和保持有效血液循环。

五、随访

食物回避的过敏患儿观察 2~4 周回访，如症状改善，监测体格生长情况，每 3~6 个月评估营养状况，调整饮食治疗方案；如症状未能改善或出现生长不良，及时转诊或会诊。

六、健康宣教要点

1. 过敏高风险儿童　过敏高风险儿童是过敏预防宣教的重点人群。

（1）坚持 6 月龄内纯母乳喂养：预防过敏的最佳措施是纯母乳喂养，从婴儿出生的第一口奶做起；6 月龄内无法纯母乳喂养的过敏高风险儿童，建议有条件者选择低敏配方奶喂养。

（2）科学添加辅食：满 6 月龄后常规引入辅食，不晚于 1 岁；每次只引入一种新食物且持续 3~5 天或 5 天以上；食物多样化，保持日常摄入以维持其耐受性。

（3）其他：不滥用抗生素、尽量避免消毒剂等化学物品的使用、避免吸烟和二手烟环境对预防过敏性疾病可能有帮助；不建议采用其他免疫调节性营养食物（如 ω-3、维生素 D）预防过敏性疾病。

2. 过敏儿童　对于已经明确诊断的食物过敏儿童，应根据患儿年龄，教育家长如何回避过敏原，并通过提供营养充足和安全的食物替代品以避免或减少营养缺乏。此外，食物过敏患儿，尤其是曾发生过严重全身过敏反应者，应随身携带包含过敏食物、处理方法及联系人等信息的救助卡片，便于及时处理。宣教重点：

（1）了解疾病：让患儿及家长了解过敏性疾病的病因、危险因素、自然进程及可能造成的危害性，正确理解过敏性疾病慢性和复发性的特点，以及可能对患儿体格生长、学习能力、生活质量等造成影响。

（2）营养和生长监测：告知家长均衡营养及随访的重要性。

（3）学习阅读食品和营养补充剂标签：建议家长在购买、储存及使用食品前均应仔细阅读食品标签。

（4）注意避免交叉过敏反应和食物污染：学习制作安全食物的方法，避免食物污染；外出就餐时，选用新鲜食物或餐厅制作的食品；留意餐厅饮食中的食物原料是否含有致敏原（图 4-3）。

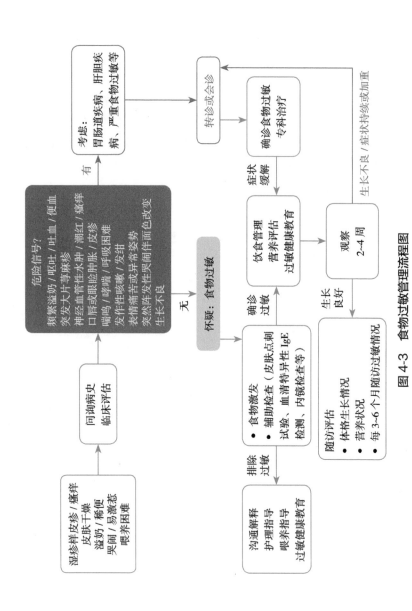

图 4-3　食物过敏管理流程图

参 考 文 献

［1］陈荣华，赵正言，刘湘云．儿童保健学．5 版．南京：江苏凤凰科学技术出版社，2017.

［2］江载芳，申昆玲，沈颖．诸福棠实用儿科学．8 版．北京：人民卫生出版社，2015.

［3］王卫平，孙锟，常立文．儿科学．9 版．北京：人民卫生出版社，2018.

［4］黎海芪．实用儿童保健学．北京：人民卫生出版社，2016.

［5］林果为，王吉耀，葛均波．实用内科学．15 版．北京：人民卫生出版社 2017.

［6］杨玉凤．儿童发育行为心理评定量表．北京：人民卫生出版社，2016.

［7］卫生部妇幼保健与社区服务司，首都儿科研究所，九市儿童体格发育调查研究协作组．中国儿童生长标准与生长曲线．上海：第二军医大学出版社，2009.

［8］中国营养学会．中国居民膳食指南．北京：人民卫生出版社，2016.

［9］中国营养学会．中国居民膳食营养素参考摄入量（2013年版）．北京：科学出版社，2014.

［10］WHO Multicentre Growth Reference Study Group. WHO Child Growth Standards：Methods and development，Length/height-for-age，weight-for-age，weight-for-length，weight-for-height and body mass index-for-age. Geneva：World Health Organization，2006.

[11] WHO Multicentre Growth Reference Study Group. WHO Child Growth Standards：Growth velocity based on weight，length and head circumference：Methods and development. Geneva：World Health Organization，2009.

[12] World Health Organization. Guidelines on physical activity，sedentary behaviour and sleep for children under 5 years of age. World Health Organization，2019.

[13] KERZNER B，MILANO K，MACLEAN C，et al. A practical approach to classifying and managing feeding difficulties. Pediatrics，2016，135（2）：344-353.

[14] DROSSMAN DA，HASLER WL . Rome IV-Functional GI Disorders：Disorders of Gut-Brain Interaction. Gastroenterology，2016，150（6）：1257-1261.

[15] WHO Guideline：Daily iron supplementation in adult women and adolescent girls. Geneva：World Health Organization，2016.

[16]《中华儿科杂志》编辑委员会，中华医学会儿科学分会儿童保健学组 . 中国儿童体格生长评价建议 . 中华儿科杂志，2015（53）：887-892.

[17] 中华医学会儿科学分会免疫学组，中华医学会儿科学分会儿童保健学组，中华医学会儿科学分会消化学组 . 中国婴幼儿牛奶蛋白过敏诊治循证建议 . 中华儿科杂志，2013（51）：183-186.

[18] 中华医学会儿科学分会消化学组，中华医学会儿科学分会感染学组，《中华儿科杂志》编辑委员会 . 儿童腹泻病诊断治疗原则的专家共识 . 中华儿科杂志，2009（47）：

634-636.

［19］《中华儿科杂志》编辑委员会，中华医学会儿科学分会血液学组，中华医学会儿科学分会儿童保健学组．儿童缺铁和缺铁性贫血防治建议．中华儿科杂志，2008（7）：502-504.

［20］《中华儿科杂志》编辑委员会，中华医学会儿科学分会儿童保健学组，全国佝偻病防治科研协作组．维生素D缺乏性佝偻病防治建议．中华儿科杂志，2008（18）：190-191.

［21］全国佝偻病防治科研协作组，中国优生科学协会小儿营养专业委员会．维生素D缺乏及维生素D缺乏性佝偻病防治建议．中国儿童保健杂志，2015（23）：781.

［22］《中华儿科杂志》编辑委员会，中华医学会儿科学分会儿童保健学组，中华医学会儿科学分会新生儿学组．早产、低出生体重儿出院后喂养建议．中华儿科杂志，2016，（54）：6-12.

［23］中华医学会儿科学分会，《中华儿科杂志》编辑委员会．儿童过敏性疾病诊断及治疗专家共识．中华儿科杂志，2019（57）：164-171.

附录1 儿童体格生长评价标准曲线图与数值表

附表1-1

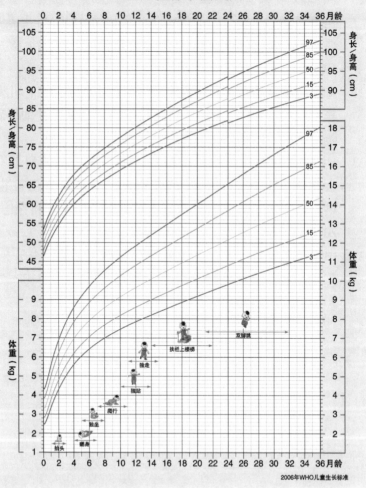

0~3岁男童身长（身高）/年龄、体重/年龄
百分位标准曲线图

2006年WHO儿童生长标准

附表1-2

0～3岁男童头围/年龄、体重/身长
百分位标准曲线图

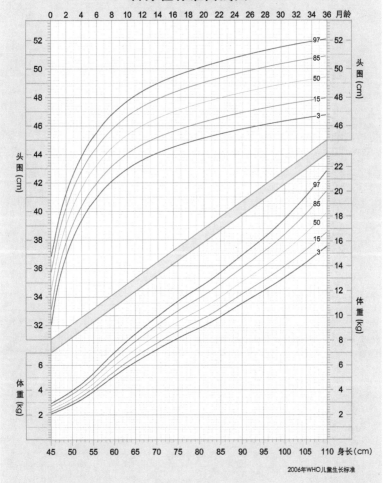

2006年WHO儿童生长标准

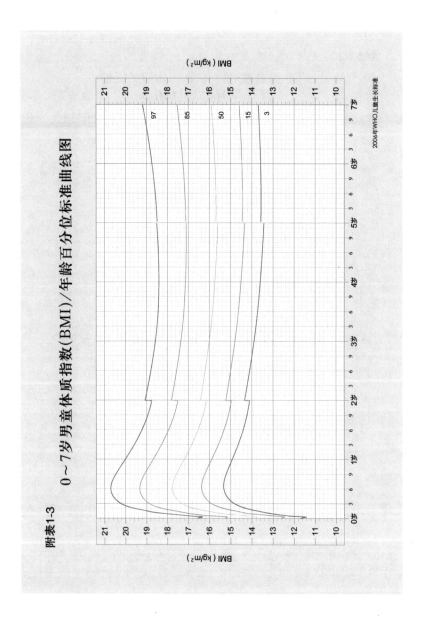

附表1-3

0～7岁男童体质指数（BMI）/年龄百分位标准曲线图

2006年WHO儿童生长标准

附表1-4

0～3岁女童身长（身高）/年龄、体重/年龄
百分位标准曲线图

2006年WHO儿童生长标准

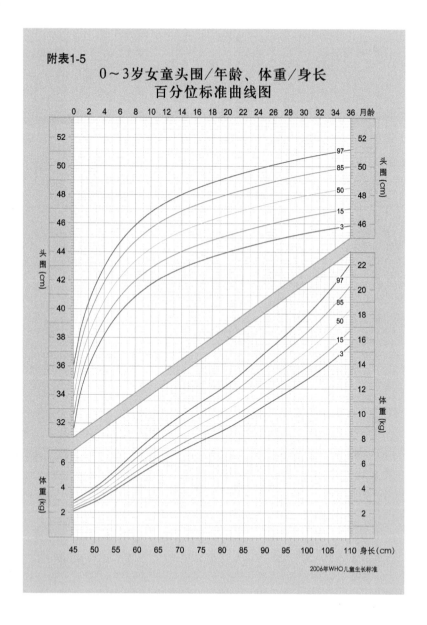

附表1-5

0～3岁女童头围/年龄、体重/身长
百分位标准曲线图

2006年WHO儿童生长标准

附表1-6

0~7岁女童体质指数（BMI）/年龄百分位标准曲线图

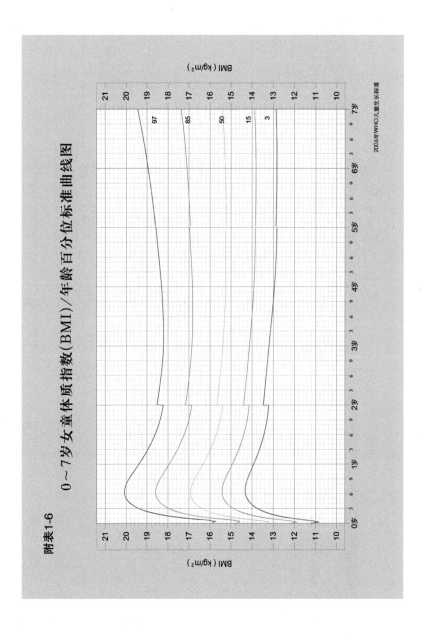

2006年WHO儿童生长标准

附表 1-7

0~2 岁男童身长 / 年龄、体重 / 年龄标准差数值表

| 年龄 | | 身长（cm） | | | | | | | 体重（kg） | | | | | | |
岁	月	-3SD	-2SD	-1SD	中位数	+1SD	+2SD	+3SD	-3SD	-2SD	-1SD	中位数	+1SD	+2SD	+3SD
0	0	44.2	46.1	48.0	49.9	51.8	53.7	55.6	2.1	2.5	2.9	3.3	3.9	4.4	5.0
	1	48.9	50.8	52.8	54.7	56.7	58.6	60.6	2.9	3.4	3.9	4.5	5.1	5.8	6.6
	2	52.4	54.4	56.4	58.4	60.4	62.4	64.4	3.8	4.3	4.9	5.6	6.3	7.1	8.0
	3	55.3	57.3	59.4	61.4	63.5	65.5	67.6	4.4	5.0	5.7	6.4	7.2	8.0	9.0
	4	57.6	59.7	61.8	63.9	66.0	68.0	70.1	4.9	5.6	6.2	7.0	7.8	8.7	9.7
	5	59.6	61.7	63.8	65.9	68.0	70.1	72.2	5.3	6.0	6.7	7.5	8.4	9.3	10.4
0	6	61.2	63.3	65.5	67.6	69.8	71.9	74.0	5.7	6.4	7.1	7.9	8.8	9.8	10.9
	7	62.7	64.8	67.0	69.2	71.3	73.5	75.7	5.9	6.7	7.4	8.3	9.2	10.3	11.4
	8	64.0	66.2	68.4	70.6	72.8	75.0	77.2	6.2	6.9	7.7	8.6	9.6	10.7	11.9
	9	65.2	67.5	69.7	72.0	74.2	76.5	78.7	6.4	7.1	8.0	8.9	9.9	11.0	12.3
	10	66.4	68.7	71.0	73.3	75.6	77.9	80.1	6.6	7.4	8.2	9.2	10.2	11.4	12.7
	11	67.6	69.9	72.2	74.5	76.9	79.2	81.5	6.8	7.6	8.4	9.4	10.5	11.7	13.0

续表

年龄		身长（cm）							体重（kg）						
岁	月	-3SD	-2SD	-1SD	中位数	+1SD	+2SD	+3SD	-3SD	-2SD	-1SD	中位数	+1SD	+2SD	+3SD
1	0	68.6	71.0	73.4	75.7	78.1	80.5	82.9	6.9	7.7	8.6	9.6	10.8	12.0	13.3
	1	69.6	72.1	74.5	76.9	79.3	81.8	84.2	7.1	7.9	8.8	9.9	11.0	12.3	13.7
	2	70.6	73.1	75.6	78.0	80.5	83.0	85.5	7.2	8.1	9.0	10.1	11.3	12.6	14.0
	3	71.6	74.1	76.6	79.1	81.7	84.2	86.7	7.4	8.3	9.2	10.3	11.5	12.8	14.3
	4	72.5	75.0	77.6	80.2	82.8	85.4	88.0	7.5	8.4	9.4	10.5	11.7	13.1	14.6
	5	73.3	76.0	78.6	81.2	83.9	86.5	89.2	7.7	8.6	9.6	10.7	12.0	13.4	14.9
	6	74.2	76.9	79.6	82.3	85.0	87.7	90.4	7.8	8.8	9.8	10.9	12.2	13.7	15.3
	7	75.0	77.7	80.5	83.2	86.0	88.8	91.5	8.0	8.9	10.0	11.1	12.5	13.9	15.6
	8	75.8	78.6	81.4	84.2	87.0	89.8	92.6	8.1	9.1	10.1	11.3	12.7	14.2	15.9
	9	76.5	79.4	82.3	85.1	88.0	90.9	93.8	8.2	9.2	10.3	11.5	12.9	14.5	16.2
	10	77.2	80.2	83.1	86.0	89.0	91.9	94.9	8.4	9.4	10.5	11.8	13.2	14.7	16.5
	11	78.0	81.0	83.9	86.9	89.9	92.9	95.9	8.5	9.5	10.7	12.0	13.4	15.0	16.8
2	0	78.7	81.7	84.8	87.8	90.9	93.9	97.0	8.6	9.7	10.8	12.2	13.6	15.3	17.1

注：若24月龄的男童使用立式身高计测量身高，则数值请参见"2~5岁男童身高、体重标准差单位数值表"的24月龄数据

2006年WHO儿童生长标准

143

附表1-8

2~7岁男童身高/年龄、体重/年龄标准差数值表

| 年龄 | | 身高（cm） | | | | | | | 体重（kg） | | | | | | |
岁	月	-3SD	-2SD	-1SD	中位数	+1SD	+2SD	+3SD	-3SD	-2SD	-1SD	中位数	+1SD	+2SD	+3SD
2	0	78.0	81.0	84.1	87.1	90.2	93.2	96.3	8.6	9.7	10.8	12.2	13.6	15.3	17.1
	1	78.6	81.7	84.9	88.0	91.1	94.2	97.3	8.8	9.8	11.0	12.4	13.9	15.5	17.5
	2	79.3	82.5	85.6	88.8	92.0	95.2	98.3	8.9	10.0	11.2	12.5	14.1	15.8	17.8
	3	79.9	83.1	86.4	89.6	92.9	96.1	99.3	9.0	10.1	11.3	12.7	14.3	16.1	18.1
	4	80.5	83.8	87.1	90.4	93.7	97.0	100.3	9.1	10.2	11.5	12.9	14.5	16.3	18.4
	5	81.1	84.5	87.8	91.2	94.5	97.9	101.2	9.2	10.4	11.7	13.1	14.8	16.6	18.7
2	6	81.7	85.1	88.5	91.9	95.3	98.7	102.1	9.4	10.5	11.8	13.3	15.0	16.9	19.0
	7	82.3	85.7	89.2	92.7	96.1	99.6	103.0	9.5	10.7	12.0	13.5	15.2	17.1	19.3
	8	82.8	86.4	89.9	93.4	96.9	100.4	103.9	9.6	10.8	12.1	13.7	15.4	17.4	19.6
	9	83.4	86.9	90.5	94.1	97.6	101.2	104.8	9.7	10.9	12.3	13.8	15.6	17.6	19.9
	10	83.9	87.5	91.1	94.8	98.4	102.0	105.6	9.8	11.0	12.4	14.0	15.8	17.8	20.2
	11	84.4	88.1	91.8	95.4	99.1	102.7	106.4	9.9	11.2	12.6	14.2	16.0	18.1	20.4

续表

年龄		身高（cm）							体重（kg）						
岁	月	−3SD	−2SD	−1SD	中位数	+1SD	+2SD	+3SD	−3SD	−2SD	−1SD	中位数	+1SD	+2SD	+3SD
3	0	85.0	88.7	92.4	96.1	99.8	103.5	107.2	10.0	11.3	12.7	14.3	16.2	18.3	20.7
	1	85.5	89.2	93.0	96.7	100.5	104.2	108.0	10.1	11.4	12.9	14.5	16.4	18.6	21.0
	2	86.0	89.8	93.6	97.4	101.2	105.0	108.8	10.2	11.5	13.0	14.7	16.6	18.8	21.3
	3	86.5	90.3	94.2	98.0	101.8	105.7	109.5	10.3	11.6	13.1	14.8	16.8	19.0	21.6
	4	87.0	90.9	94.7	98.6	102.5	106.4	110.3	10.4	11.8	13.3	15.0	17.0	19.3	21.9
	5	87.5	91.4	95.3	99.2	103.2	107.1	111.0	10.5	11.9	13.4	15.2	17.2	19.5	22.1
3	6	88.0	91.9	95.9	99.9	103.8	107.8	111.7	10.6	12.0	13.6	15.3	17.4	19.7	22.4
	7	88.4	92.4	96.4	100.4	104.5	108.5	112.5	10.7	12.1	13.7	15.5	17.6	20.0	22.7
	8	88.9	93.0	97.0	101.0	105.1	109.1	113.2	10.8	12.2	13.8	15.7	17.8	20.2	23.0
	9	89.4	93.5	97.5	101.6	105.7	109.8	113.9	10.9	12.4	14.0	15.8	18.0	20.5	23.3
	10	89.8	94.0	98.1	102.2	106.3	110.4	114.6	11.0	12.5	14.1	16.0	18.2	20.7	23.6
	11	90.3	94.4	98.6	102.8	106.9	111.1	115.2	11.1	12.6	14.3	16.2	18.4	20.9	23.9

续表

年龄		身高（cm）							体重（kg）						
岁	月	-3SD	-2SD	-1SD	中位数	+1SD	+2SD	+3SD	-3SD	-2SD	-1SD	中位数	+1SD	+2SD	+3SD
4	0	90.7	94.9	99.1	103.3	107.5	111.7	115.9	11.2	12.7	14.4	16.3	18.6	21.2	24.2
	1	91.2	95.4	99.7	103.9	108.1	112.4	116.6	11.3	12.8	14.5	16.5	18.8	21.4	24.5
	2	91.6	95.9	100.2	104.4	108.7	113.0	117.3	11.4	12.9	14.7	16.7	19.0	21.7	24.8
	3	92.1	96.4	100.7	105.0	109.3	113.6	117.9	11.5	13.1	14.8	16.8	19.2	21.9	25.1
	4	92.5	96.9	101.2	105.6	109.9	114.2	118.6	11.6	13.2	15.0	17.0	19.4	22.2	25.4
	5	93.0	97.4	101.7	106.1	110.5	114.9	119.2	11.7	13.3	15.1	17.2	19.6	22.4	25.7
4	6	93.4	97.8	102.3	106.7	111.1	115.5	119.9	11.8	13.4	15.2	17.3	19.8	22.7	26.0
	7	93.9	98.3	102.8	107.2	111.7	116.1	120.6	11.9	13.5	15.4	17.5	20.0	22.9	26.3
	8	94.3	98.8	103.3	107.8	112.3	116.7	121.2	12.0	13.6	15.5	17.7	20.2	23.2	26.6
	9	94.7	99.3	103.8	108.3	112.8	117.4	121.9	12.1	13.7	15.6	17.8	20.4	23.4	26.9
	10	95.2	99.7	104.3	108.9	113.4	118.0	122.6	12.2	13.8	15.8	18.0	20.6	23.7	27.2
	11	95.6	100.2	104.8	109.4	114.0	118.6	123.2	12.3	14.0	15.9	18.2	20.8	23.9	27.6

续表

年龄		身高（cm）							体重（kg）						
岁	月	-3SD	-2SD	-1SD	中位数	+1SD	+2SD	+3SD	-3SD	-2SD	-1SD	中位数	+1SD	+2SD	+3SD
5	0	96.1	100.7	105.3	110.0	114.6	119.2	123.9	12.4	14.1	16.0	18.3	21.0	24.2	27.9
	1	96.5	101.1	105.7	110.3	114.9	119.4	124.0	12.7	14.4	16.3	18.5	21.1	24.2	27.8
	2	96.9	101.6	106.2	110.8	115.4	120.0	124.7	12.8	14.5	16.4	18.7	21.3	24.4	28.1
	3	97.4	102.0	106.7	111.3	116.0	120.6	125.3	13.0	14.6	16.6	18.9	21.5	24.7	28.4
	4	97.8	102.5	107.2	111.9	116.5	121.2	125.9	13.1	14.8	16.7	19.0	21.7	24.9	28.8
	5	98.2	103.0	107.7	112.4	117.1	121.8	126.5	13.2	14.9	16.9	19.2	22.0	25.2	29.1
	6	98.7	103.4	108.2	112.9	117.7	122.4	127.1	13.3	15.0	17.0	19.4	22.2	25.5	29.4
	7	99.1	103.9	108.7	113.4	118.2	123.0	127.8	13.4	15.2	17.2	19.6	22.4	25.7	29.8
	8	99.5	104.3	109.1	113.9	118.7	123.6	128.4	13.6	15.3	17.4	19.8	22.6	26.0	30.1
5	9	99.9	104.8	109.6	114.5	119.3	124.1	129.0	13.7	15.4	17.5	19.9	22.8	26.3	30.4
	10	100.4	105.2	110.1	115.0	119.8	124.7	129.6	13.8	15.6	17.7	20.1	23.1	26.6	30.8
	11	100.8	105.7	110.6	115.5	120.4	125.2	130.1	13.9	15.7	17.8	20.3	23.3	26.8	31.2

续表

年龄		身高（cm）							体重（kg）						
岁	月	−3SD	−2SD	−1SD	中位数	+1SD	+2SD	+3SD	−3SD	−2SD	−1SD	中位数	+1SD	+2SD	+3SD
6	0	101.2	106.1	111.0	116.0	120.9	125.8	130.7	14.1	15.9	18.0	20.5	23.5	27.1	31.5
	1	101.6	106.5	111.5	116.4	121.4	126.4	131.3	14.2	16.0	18.2	20.7	23.7	27.4	31.9
	2	102.0	107.0	111.9	116.9	121.9	126.9	131.9	14.3	16.2	18.3	20.9	24.0	27.7	32.2
	3	102.4	107.4	112.4	117.4	122.4	127.5	132.5	14.5	16.3	18.5	21.1	24.2	28.0	32.6
	4	102.8	107.8	112.9	117.9	123.0	128.0	133.0	14.6	16.5	18.7	21.3	24.4	28.3	33.0
	5	103.2	108.2	113.3	118.4	123.5	128.5	133.6	14.7	16.6	18.8	21.5	24.7	28.6	33.3
	6	103.6	108.7	113.8	118.9	124.0	129.1	134.2	14.9	16.8	19.0	21.7	24.9	28.9	33.7
	7	103.9	109.1	114.2	119.4	124.5	129.6	134.8	15.0	16.9	19.2	21.9	25.2	29.2	34.1
	8	104.3	109.5	114.7	119.8	125.0	130.2	135.3	15.1	17.1	19.3	22.1	25.4	29.5	34.5
	9	104.7	109.9	115.1	120.3	125.5	130.7	135.9	15.3	17.2	19.5	22.3	25.6	29.8	34.9
	10	105.1	110.3	115.6	120.8	126.0	131.2	136.5	15.4	17.4	19.7	22.5	25.9	30.1	35.3
	11	105.5	110.8	116.0	121.3	126.5	131.8	137.0	15.5	17.5	19.9	22.7	26.1	30.4	35.7
7	0	105.9	111.2	116.4	121.7	127.0	132.3	137.6	15.7	17.7	20.0	22.9	26.4	30.7	36.1

2006年WHO儿童生长标准

附表 1-9

0~5 岁男童头围 / 年龄标准差数值表

年龄		头围（cm）						
岁	月	−3*SD*	−2*SD*	−1*SD*	中位数	+1*SD*	+2*SD*	+3*SD*
0	0	30.7	31.9	33.2	34.5	35.7	37.0	38.3
	1	33.8	34.9	36.1	37.3	38.4	39.6	40.8
	2	35.6	36.8	38.0	39.1	40.3	41.5	42.6
	3	37.0	38.1	39.3	40.5	41.7	42.9	44.1
	4	38.0	39.2	40.4	41.6	42.8	44.0	45.2
	5	38.9	40.1	41.4	42.6	43.8	45.0	46.2
0	6	39.7	40.9	42.1	43.3	44.6	45.8	47.0
	7	40.3	41.5	42.7	44.0	45.2	46.4	47.7
	8	40.8	42.0	43.3	44.5	45.8	47.0	48.3
	9	41.2	42.5	43.7	45.0	46.3	47.5	48.8
	10	41.6	42.9	44.1	45.4	46.7	47.9	49.2
	11	41.9	43.2	44.5	45.8	47.0	48.3	49.6
1	0	42.2	43.5	44.8	46.1	47.4	48.6	49.9
	1	42.5	43.8	45.0	46.3	47.6	48.9	50.2
	2	42.7	44.0	45.3	46.6	47.9	49.2	50.5
	3	42.9	44.2	45.5	46.8	48.1	49.4	50.7
	4	43.1	44.4	45.7	47.0	48.3	49.6	51.0
	5	43.2	44.6	45.9	47.2	48.5	49.8	51.2
1	6	43.4	44.7	46.0	47.4	48.7	50.0	51.4
	7	43.5	44.9	46.2	47.5	48.9	50.2	51.5
	8	43.7	45.0	46.4	47.7	49.0	50.4	51.7

续表

年龄		头围（cm）						
岁	月	−3SD	−2SD	−1SD	中位数	+1SD	+2SD	+3SD
1	9	43.8	45.2	46.5	47.8	49.2	50.5	51.9
	10	43.9	45.3	46.6	48.0	49.3	50.7	52.0
	11	44.1	45.4	46.8	48.1	49.5	50.8	52.2
2	0	44.2	45.5	46.9	48.3	49.6	51.0	52.3
	1	44.3	45.6	47.0	48.4	49.7	51.1	52.5
	2	44.4	45.8	47.1	48.5	49.9	51.2	52.6
	3	44.5	45.9	47.2	48.6	50.0	51.4	52.7
	4	44.6	46.0	47.3	48.7	50.1	51.5	52.9
	5	44.7	46.1	47.4	48.8	50.2	51.6	53.0
2	6	44.8	46.1	47.5	48.9	50.3	51.7	53.1
	7	44.8	46.2	47.6	49.0	50.4	51.8	53.2
	8	44.9	46.3	47.7	49.1	50.5	51.9	53.3
	9	45.0	46.4	47.8	49.2	50.6	52.0	53.4
	10	45.1	46.5	47.9	49.3	50.7	52.1	53.5
	11	45.1	46.6	48.0	49.4	50.8	52.2	53.6
3	0	45.2	46.6	48.0	49.5	50.9	52.3	53.7
	1	45.3	46.7	48.1	49.5	51.0	52.4	53.8
	2	45.3	46.8	48.2	49.6	51.0	52.5	53.9
	3	45.4	46.8	48.2	49.7	51.1	52.5	54.0
	4	45.4	46.9	48.3	49.7	51.2	52.6	54.1
	5	45.5	46.9	48.4	49.8	51.3	52.7	54.1

续表

年龄		头围（cm）						
岁	月	−3SD	−2SD	−1SD	中位数	+1SD	+2SD	+3SD
3	6	45.5	47.0	48.4	49.9	51.3	52.8	54.2
	7	45.6	47.0	48.5	49.9	51.4	52.8	54.3
	8	45.6	47.1	48.5	50.0	51.4	52.9	54.3
	9	45.7	47.1	48.6	50.1	51.5	53.0	54.4
	10	45.7	47.2	48.7	50.1	51.6	53.0	54.5
	11	45.8	47.2	48.7	50.2	51.6	53.1	54.5
4	0	45.8	47.3	48.7	50.2	51.7	53.1	54.6
	1	45.9	47.3	48.8	50.3	51.7	53.2	54.7
	2	45.9	47.4	48.8	50.3	51.8	53.2	54.7
	3	45.9	47.4	48.9	50.4	51.8	53.3	54.8
	4	46.0	47.5	48.9	50.4	51.9	53.4	54.8
	5	46.0	47.5	49.0	50.4	51.9	53.4	54.9
4	6	46.1	47.5	49.0	50.5	52.0	53.5	54.9
	7	46.1	47.6	49.1	50.5	52.0	53.5	55.0
	8	46.1	47.6	49.1	50.6	52.1	53.5	55.0
	9	46.2	47.6	49.1	50.6	52.1	53.6	55.1
	10	46.2	47.7	49.2	50.7	52.1	53.6	55.1
	11	46.2	47.7	49.2	50.7	52.2	53.7	55.2
5	0	46.3	47.7	49.2	50.7	52.2	53.7	55.2

2006 年 WHO 儿童生长标准

附表 1-10

男童体重 / 身长标准差数值表

身长 （cm）	体重（kg）						
	−3SD	−2SD	−1SD	中位数	+1SD	+2SD	+3SD
45.0	1.9	2.0	2.2	2.4	2.7	3.0	3.3
45.5	1.9	2.1	2.3	2.5	2.8	3.1	3.4
46.0	2.0	2.2	2.4	2.6	2.9	3.1	3.5
46.5	2.1	2.3	2.5	2.7	3.0	3.2	3.6
47.0	2.1	2.3	2.5	2.8	3.0	3.3	3.7
47.5	2.2	2.4	2.6	2.9	3.1	3.4	3.8
48.0	2.3	2.5	2.7	2.9	3.2	3.6	3.9
48.5	2.3	2.6	2.8	3.0	3.3	3.7	4.0
49.0	2.4	2.6	2.9	3.1	3.4	3.8	4.2
49.5	2.5	2.7	3.0	3.2	3.5	3.9	4.3
50.0	2.6	2.8	3.0	3.3	3.6	4.0	4.4
50.5	2.7	2.9	3.1	3.4	3.8	4.1	4.5
51.0	2.7	3.0	3.2	3.5	3.9	4.2	4.7
51.5	2.8	3.1	3.3	3.6	4.0	4.4	4.8
52.0	2.9	3.2	3.5	3.8	4.1	4.5	5.0
52.5	3.0	3.3	3.6	3.9	4.2	4.6	5.1
53.0	3.1	3.4	3.7	4.0	4.4	4.8	5.3
53.5	3.2	3.5	3.8	4.1	4.5	4.9	5.4
54.0	3.3	3.6	3.9	4.3	4.7	5.1	5.6
54.5	3.4	3.7	4.0	4.4	4.8	5.3	5.8

续表

身长（cm）	体重（kg）						
	−3SD	−2SD	−1SD	中位数	+1SD	+2SD	+3SD
55.0	3.6	3.8	4.2	4.5	5.0	5.4	6.0
55.5	3.7	4.0	4.3	4.7	5.1	5.6	6.1
56.0	3.8	4.1	4.4	4.8	5.3	5.8	6.3
56.5	3.9	4.2	4.6	5.0	5.4	5.9	6.5
57.0	4.0	4.3	4.7	5.1	5.6	6.1	6.7
57.5	4.1	4.5	4.9	5.3	5.7	6.3	6.9
58.0	4.3	4.6	5.0	5.4	5.9	6.4	7.1
58.5	4.4	4.7	5.1	5.6	6.1	6.6	7.2
59.0	4.5	4.8	5.3	5.7	6.2	6.8	7.4
59.5	4.6	5.0	5.4	5.9	6.4	7.0	7.6
60.0	4.7	5.1	5.5	6.0	6.5	7.1	7.8
60.5	4.8	5.2	5.6	6.1	6.7	7.3	8.0
61.0	4.9	5.3	5.8	6.3	6.8	7.4	8.1
61.5	5.0	5.4	5.9	6.4	7.0	7.6	8.3
62.0	5.1	5.6	6.0	6.5	7.1	7.7	8.5
62.5	5.2	5.7	6.1	6.7	7.2	7.9	8.6
63.0	5.3	5.8	6.2	6.8	7.4	8.0	8.8
63.5	5.4	5.9	6.4	6.9	7.5	8.2	8.9
64.0	5.5	6.0	6.5	7.0	7.6	8.3	9.1
64.5	5.6	6.1	6.6	7.1	7.8	8.5	9.3
65.0	5.7	6.2	6.7	7.3	7.9	8.6	9.4

续表

身长（cm）	体重（kg）						
	−3SD	−2SD	−1SD	中位数	+1SD	+2SD	+3SD
65.5	5.8	6.3	6.8	7.4	8.0	8.7	9.6
66.0	5.9	6.4	6.9	7.5	8.2	8.9	9.7
66.5	6.0	6.5	7.0	7.6	8.3	9.0	9.9
67.0	6.1	6.6	7.1	7.7	8.4	9.2	10.0
67.5	6.2	6.7	7.2	7.9	8.5	9.3	10.2
68.0	6.3	6.8	7.3	8.0	8.7	9.4	10.3
68.5	6.4	6.9	7.5	8.1	8.8	9.6	10.5
69.0	6.5	7.0	7.6	8.2	8.9	9.7	10.6
69.5	6.6	7.1	7.7	8.3	9.0	9.8	10.8
70.0	6.6	7.2	7.8	8.4	9.2	10.0	10.9
70.5	6.7	7.3	7.9	8.5	9.3	10.1	11.1
71.0	6.8	7.4	8.0	8.6	9.4	10.2	11.2
71.5	6.9	7.5	8.1	8.8	9.5	10.4	11.3
72.0	7.0	7.6	8.2	8.9	9.6	10.5	11.5
72.5	7.1	7.6	8.3	9.0	9.8	10.6	11.6
73.0	7.2	7.7	8.4	9.1	9.9	10.8	11.8
73.5	7.2	7.8	8.5	9.2	10.0	10.9	11.9
74.0	7.3	7.9	8.6	9.3	10.1	11.0	12.1
74.5	7.4	8.0	8.7	9.4	10.2	11.2	12.2
75.0	7.5	8.1	8.8	9.5	10.3	11.3	12.3
75.5	7.6	8.2	8.8	9.6	10.4	11.4	12.5

续表

身长 （cm）	体重（kg）						
	−3SD	−2SD	−1SD	中位数	+1SD	+2SD	+3SD
76.0	7.6	8.3	8.9	9.7	10.6	11.5	12.6
76.5	7.7	8.3	9.0	9.8	10.7	11.6	12.7
77.0	7.8	8.4	9.1	9.9	10.8	11.7	12.8
77.5	7.9	8.5	9.2	10.0	10.9	11.9	13.0
78.0	7.9	8.6	9.3	10.1	11.0	12.0	13.1
78.5	8.0	8.7	9.4	10.2	11.1	12.1	13.2
79.0	8.1	8.7	9.5	10.3	11.2	12.2	13.3
79.5	8.2	8.8	9.5	10.4	11.3	12.3	13.4
80.0	8.2	8.9	9.6	10.4	11.4	12.4	13.6
80.5	8.3	9.0	9.7	10.5	11.5	12.5	13.7
81.0	8.4	9.1	9.8	10.6	11.6	12.6	13.8
81.5	8.5	9.1	9.9	10.7	11.7	12.7	13.9
82.0	8.5	9.2	10.0	10.8	11.8	12.8	14.0
82.5	8.6	9.3	10.1	10.9	11.9	13.0	14.2
83.0	8.7	9.4	10.2	11.0	12.0	13.1	14.3
83.5	8.8	9.5	10.3	11.2	12.1	13.2	14.4
84.0	8.9	9.6	10.4	11.3	12.2	13.3	14.6
84.5	9.0	9.7	10.5	11.4	12.4	13.5	14.7
85.0	9.1	9.8	10.6	11.5	12.5	13.6	14.9
85.5	9.2	9.9	10.7	11.6	12.6	13.7	15.0
86.0	9.3	10.0	10.8	11.7	12.8	13.9	15.2

续表

身长 （cm）	体重（kg）						
	−3SD	−2SD	−1SD	中位数	+1SD	+2SD	+3SD
86.5	9.4	10.1	11.0	11.9	12.9	14.0	15.3
87.0	9.5	10.2	11.1	12.0	13.0	14.2	15.5
87.5	9.6	10.4	11.2	12.1	13.2	14.3	15.6
88.0	9.7	10.5	11.3	12.2	13.3	14.5	15.8
88.5	9.8	10.6	11.4	12.4	13.4	14.6	15.9
89.0	9.9	10.7	11.5	12.5	13.5	14.7	16.1
89.5	10.0	10.8	11.6	12.6	13.7	14.9	16.2
90.0	10.1	10.9	11.8	12.7	13.8	15.0	16.4
90.5	10.2	11.0	11.9	12.8	13.9	15.1	16.5
91.0	10.3	11.1	12.0	13.0	14.1	15.3	16.7
91.5	10.4	11.2	12.1	13.1	14.2	15.4	16.8
92.0	10.5	11.3	12.2	13.2	14.3	15.6	17.0
92.5	10.6	11.4	12.3	13.3	14.4	15.7	17.1
93.0	10.7	11.5	12.4	13.4	14.6	15.8	17.3
93.5	10.7	11.6	12.5	13.5	14.7	16.0	17.4
94.0	10.8	11.7	12.6	13.7	14.8	16.1	17.6
94.5	10.9	11.8	12.7	13.8	14.9	16.3	17.7
95.0	11.0	11.9	12.8	13.9	15.1	16.4	17.9
95.5	11.1	12.0	12.9	14.0	15.2	16.5	18.0
96.0	11.2	12.1	13.1	14.1	15.3	16.7	18.2
96.5	11.3	12.2	13.2	14.3	15.5	16.8	18.4

续表

身长（cm）	体重（kg）						
	−3SD	−2SD	−1SD	中位数	+1SD	+2SD	+3SD
97.0	11.4	12.3	13.3	14.4	15.6	17.0	18.5
97.5	11.5	12.4	13.4	14.5	15.7	17.1	18.7
98.0	11.6	12.5	13.5	14.6	15.9	17.3	18.9
98.5	11.7	12.6	13.6	14.8	16.0	17.5	19.1
99.0	11.8	12.7	13.7	14.9	16.2	17.6	19.2
99.5	11.9	12.8	13.9	15.0	16.3	17.8	19.4
100.0	12.0	12.9	14.0	15.2	16.5	18.0	19.6
100.5	12.1	13.0	14.1	15.3	16.6	18.1	19.8
101.0	12.2	13.2	14.2	15.4	16.8	18.3	20.0
101.5	12.3	13.3	14.4	15.6	16.9	18.5	20.2
102.0	12.4	13.4	14.5	15.7	17.1	18.7	20.4
102.5	12.5	13.5	14.6	15.9	17.3	18.8	20.6
103.0	12.6	13.6	14.8	16.0	17.4	19.0	20.8
103.5	12.7	13.7	14.9	16.2	17.6	19.2	21.0
104.0	12.8	13.9	15.0	16.3	17.8	19.4	21.2
104.5	12.9	14.0	15.2	16.5	17.9	19.6	21.5
105.0	13.0	14.1	15.3	16.6	18.1	19.8	21.7
105.5	13.2	14.2	15.4	16.8	18.3	20.0	21.9
106.0	13.3	14.4	15.6	16.9	18.5	20.2	22.1
106.5	13.4	14.5	15.7	17.1	18.6	20.4	22.4
107.0	13.5	14.6	15.9	17.3	18.8	20.6	22.6

续表

身长 （cm）	体重（kg）						
	−3SD	−2SD	−1SD	中位数	+1SD	+2SD	+3SD
107.5	13.6	14.7	16.0	17.4	19.0	20.8	22.8
108.0	13.7	14.9	16.2	17.6	19.2	21.0	23.1
108.5	13.8	15.0	16.3	17.8	19.4	21.2	23.3
109.0	14.0	15.1	16.5	17.9	19.6	21.4	23.6
109.5	14.1	15.3	16.6	18.1	19.8	21.7	23.8
110.0	14.2	15.4	16.8	18.3	20.0	21.9	24.1

2006 年 WHO 儿童生长标准

附表 1-11

男童体重／身高标准差数值表

身高 （cm）	体重（kg）						
	−3SD	−2SD	−1SD	中位数	+1SD	+2SD	+3SD
65.0	5.9	6.3	6.9	7.4	8.1	8.8	9.6
65.5	6.0	6.4	7.0	7.6	8.2	8.9	9.8
66.0	6.1	6.5	7.1	7.7	8.3	9.1	9.9
66.5	6.1	6.6	7.2	7.8	8.5	9.2	10.1
67.0	6.2	6.7	7.3	7.9	8.6	9.4	10.2
67.5	6.3	6.8	7.4	8.0	8.7	9.5	10.4
68.0	6.4	6.9	7.5	8.1	8.8	9.6	10.5
68.5	6.5	7.0	7.6	8.2	9.0	9.8	10.7
69.0	6.6	7.1	7.7	8.4	9.1	9.9	10.8
69.5	6.7	7.2	7.8	8.5	9.2	10.0	11.0
70.0	6.8	7.3	7.9	8.6	9.3	10.2	11.1
70.5	6.9	7.4	8.0	8.7	9.5	10.3	11.3
71.0	6.9	7.5	8.1	8.8	9.6	10.4	11.4
71.5	7.0	7.6	8.2	8.9	9.7	10.6	11.6
72.0	7.1	7.7	8.3	9.0	9.8	10.7	11.7
72.5	7.2	7.8	8.4	9.1	9.9	10.8	11.8
73.0	7.3	7.9	8.5	9.2	10.0	11.0	12.0
73.5	7.4	7.9	8.6	9.3	10.2	11.1	12.1
74.0	7.4	8.0	8.7	9.4	10.3	11.2	12.2
74.5	7.5	8.1	8.8	9.5	10.4	11.3	12.4
75.0	7.6	8.2	8.9	9.6	10.5	11.4	12.5
75.5	7.7	8.3	9.0	9.7	10.6	11.6	12.6

续表

身高（cm）	体重（kg）						
	−3SD	−2SD	−1SD	中位数	+1SD	+2SD	+3SD
76.0	7.7	8.4	9.1	9.8	10.7	11.7	12.8
76.5	7.8	8.5	9.2	9.9	10.8	11.8	12.9
77.0	7.9	8.5	9.2	10.0	10.9	11.9	13.0
77.5	8.0	8.6	9.3	10.1	11.0	12.0	13.1
78.0	8.0	8.7	9.4	10.2	11.1	12.1	13.3
78.5	8.1	8.8	9.5	10.3	11.2	12.2	13.4
79.0	8.2	8.8	9.6	10.4	11.3	12.3	13.5
79.5	8.3	8.9	9.7	10.5	11.4	12.4	13.6
80.0	8.3	9.0	9.7	10.6	11.5	12.6	13.7
80.5	8.4	9.1	9.8	10.7	11.6	12.7	13.8
81.0	8.5	9.2	9.9	10.8	11.7	12.8	14.0
81.5	8.6	9.3	10.0	10.9	11.8	12.9	14.1
82.0	8.7	9.3	10.1	11.0	11.9	13.0	14.2
82.5	8.7	9.4	10.2	11.1	12.1	13.1	14.4
83.0	8.8	9.5	10.3	11.2	12.2	13.3	14.5
83.5	8.9	9.6	10.4	11.3	12.3	13.4	14.6
84.0	9.0	9.7	10.5	11.4	12.4	13.5	14.8
84.5	9.1	9.9	10.7	11.5	12.5	13.7	14.9
85.0	9.2	10.0	10.8	11.7	12.7	13.8	15.1
85.5	9.3	10.1	10.9	11.8	12.8	13.9	15.2
86.0	9.4	10.2	11.0	11.9	12.9	14.1	15.4
86.5	9.5	10.3	11.1	12.0	13.1	14.2	15.5
87.0	9.6	10.4	11.2	12.2	13.2	14.4	15.7

身高（cm）	体重（kg）						
	−3SD	−2SD	−1SD	中位数	+1SD	+2SD	+3SD
87.5	9.7	10.5	11.3	12.3	13.3	14.5	15.8
88.0	9.8	10.6	11.5	12.4	13.5	14.7	16.0
88.5	9.9	10.7	11.6	12.5	13.6	14.8	16.1
89.0	10.0	10.8	11.7	12.6	13.7	14.9	16.3
89.5	10.1	10.9	11.8	12.8	13.9	15.1	16.4
90.0	10.2	11.0	11.9	12.9	14.0	15.2	16.6
90.5	10.3	11.1	12.0	13.0	14.1	15.3	16.7
91.0	10.4	11.2	12.1	13.1	14.2	15.5	16.9
91.5	10.5	11.3	12.2	13.2	14.4	15.6	17.0
92.0	10.6	11.4	12.3	13.4	14.5	15.8	17.2
92.5	10.7	11.5	12.4	13.5	14.6	15.9	17.3
93.0	10.8	11.6	12.6	13.6	14.7	16.0	17.5
93.5	10.9	11.7	12.7	13.7	14.9	16.2	17.6
94.0	11.0	11.8	12.8	13.8	15.0	16.3	17.8
94.5	11.1	11.9	12.9	13.9	15.1	16.5	17.9
95.0	11.1	12.0	13.0	14.1	15.3	16.6	18.1
95.5	11.2	12.1	13.1	14.2	15.4	16.7	18.3
96.0	11.3	12.2	13.2	14.3	15.5	16.9	18.4
96.5	11.4	12.3	13.3	14.4	15.7	17.0	18.6
97.0	11.5	12.4	13.4	14.6	15.8	17.2	18.8
97.5	11.6	12.5	13.6	14.7	15.9	17.4	18.9
98.0	11.7	12.6	13.7	14.8	16.1	17.5	19.1
98.5	11.8	12.8	13.8	14.9	16.2	17.7	19.3

身高 （cm）	体重（kg）						
	−3SD	−2SD	−1SD	中位数	+1SD	+2SD	+3SD
99.0	11.9	12.9	13.9	15.1	16.4	17.9	19.5
99.5	12.0	13.0	14.0	15.2	16.5	18.0	19.7
100.0	12.1	13.1	14.2	15.4	16.7	18.2	19.9
100.5	12.2	13.2	14.3	15.5	16.9	18.4	20.1
101.0	12.3	13.3	14.4	15.6	17.0	18.5	20.3
101.5	12.4	13.4	14.5	15.8	17.2	18.7	20.5
102.0	12.5	13.6	14.7	15.9	17.3	18.9	20.7
102.5	12.6	13.7	14.8	16.1	17.5	19.1	20.9
103.0	12.8	13.8	14.9	16.2	17.7	19.3	21.1
103.5	12.9	13.9	15.1	16.4	17.8	19.5	21.3
104.0	13.0	14.0	15.2	16.5	18.0	19.7	21.6
104.5	13.1	14.2	15.4	16.7	18.2	19.9	21.8
105.0	13.2	14.3	15.5	16.8	18.4	20.1	22.0
105.5	13.3	14.4	15.6	17.0	18.5	20.3	22.2
106.0	13.4	14.5	15.8	17.2	18.7	20.5	22.5
106.5	13.5	14.7	15.9	17.3	18.9	20.7	22.7
107.0	13.7	14.8	16.1	17.5	19.1	20.9	22.9
107.5	13.8	14.9	16.2	17.7	19.3	21.1	23.2
108.0	13.9	15.1	16.4	17.8	19.5	21.3	23.4
108.5	14.0	15.2	16.5	18.0	19.7	21.5	23.7
109.0	14.1	15.3	16.7	18.2	19.8	21.8	23.9
109.5	14.3	15.5	16.8	18.3	20.0	22.0	24.2

续表

身高 （cm）	体重（kg）						
	−3SD	−2SD	−1SD	中位数	+1SD	+2SD	+3SD
110.0	14.4	15.6	17.0	18.5	20.2	22.2	24.4
110.5	14.5	15.8	17.1	18.7	20.4	22.4	24.7
111.0	14.6	15.9	17.3	18.9	20.7	22.7	25.0
111.5	14.8	16.0	17.5	19.1	20.9	22.9	25.2
112.0	14.9	16.2	17.6	19.2	21.1	23.1	25.5
112.5	15.0	16.3	17.8	19.4	21.3	23.4	25.8
113.0	15.2	16.5	18.0	19.6	21.5	23.6	26.0
113.5	15.3	16.6	18.1	19.8	21.7	23.9	26.3
114.0	15.4	16.8	18.3	20.0	21.9	24.1	26.6
114.5	15.6	16.9	18.5	20.2	22.1	24.4	26.9
115.0	15.7	17.1	18.6	20.4	22.4	24.6	27.2
115.5	15.8	17.2	18.8	20.6	22.6	24.9	27.5
116.0	16.0	17.4	19.0	20.8	22.8	25.1	27.8
116.5	16.1	17.5	19.2	21.0	23.0	25.4	28.0
117.0	16.2	17.7	19.3	21.2	23.3	25.6	28.3
117.5	16.4	17.9	19.5	21.4	23.5	25.9	28.6
118.0	16.5	18.0	19.7	21.6	23.7	26.1	28.9
118.5	16.7	18.2	19.9	21.8	23.9	26.4	29.2
119.0	16.8	18.3	20.0	22.0	24.1	26.6	29.5
119.5	16.9	18.5	20.2	22.2	24.4	26.9	29.8
120.0	17.1	18.6	20.4	22.4	24.6	27.2	30.1

2006 年 WHO 儿童生长标准

附表 1-12

0~7 岁男童体质指数（BMI）/ 年龄标准差数值表

年龄		体质指数（BMI）						
岁	月	−3SD	−2SD	−1SD	中位数	+1SD	+2SD	+3SD
0	0	10.2	11.1	12.2	13.4	14.8	16.3	18.1
	1	11.3	12.4	13.6	14.9	16.3	17.8	19.4
	2	12.5	13.7	15.0	16.3	17.8	19.4	21.1
	3	13.1	14.3	15.5	16.9	18.4	20.0	21.8
	4	13.4	14.5	15.8	17.2	18.7	20.3	22.1
	5	13.5	14.7	15.9	17.3	18.8	20.5	22.3
0	6	13.6	14.7	16.0	17.3	18.8	20.5	22.3
	7	13.7	14.8	16.0	17.3	18.8	20.5	22.3
	8	13.6	14.7	15.9	17.3	18.7	20.4	22.2
	9	13.6	14.7	15.8	17.2	18.6	20.3	22.1
	10	13.5	14.6	15.7	17.0	18.5	20.1	22.0
	11	13.4	14.5	15.6	16.9	18.4	20.0	21.8
1	0	13.4	14.4	15.5	16.8	18.2	19.8	21.6
	1	13.3	14.3	15.4	16.7	18.1	19.7	21.5
	2	13.2	14.2	15.3	16.6	18.0	19.5	21.3
	3	13.1	14.1	15.2	16.4	17.8	19.4	21.2
	4	13.1	14.0	15.1	16.3	17.7	19.3	21.0
	5	13.0	13.9	15.0	16.2	17.6	19.1	20.9
1	6	12.9	13.9	14.9	16.1	17.5	19.0	20.8
	7	12.9	13.8	14.9	16.1	17.4	18.9	20.7
	8	12.8	13.7	14.8	16.0	17.3	18.8	20.6
	9	12.8	13.7	14.7	15.9	17.2	18.7	20.5

年龄		体质指数（BMI）						
岁	月	−3SD	−2SD	−1SD	中位数	+1SD	+2SD	+3SD
1	10	12.7	13.6	14.7	15.8	17.2	18.7	20.4
	11	12.7	13.6	14.6	15.8	17.1	18.6	20.3
2[a]	0[a]	12.7	13.6	14.6	15.7	17.0	18.5	20.3
2[b]	0[b]	12.9	13.8	14.8	16.0	17.3	18.9	20.6
	1	12.8	13.8	14.8	16.0	17.3	18.8	20.5
	2	12.8	13.7	14.8	15.9	17.3	18.8	20.5
	3	12.7	13.7	14.7	15.9	17.2	18.7	20.4
	4	12.7	13.6	14.7	15.9	17.2	18.7	20.4
	5	12.7	13.6	14.7	15.8	17.1	18.6	20.3
2	6	12.6	13.6	14.6	15.8	17.1	18.6	20.2
	7	12.6	13.5	14.6	15.8	17.1	18.5	20.2
	8	12.5	13.5	14.6	15.7	17.0	18.5	20.1
	9	12.5	13.5	14.5	15.7	17.0	18.5	20.1
	10	12.5	13.4	14.5	15.7	17.0	18.4	20.0
	11	12.4	13.4	14.5	15.6	16.9	18.4	20.0
3	0	12.4	13.4	14.4	15.6	16.9	18.4	20.0
	1	12.4	13.3	14.4	15.6	16.9	18.3	19.9
	2	12.3	13.3	14.4	15.5	16.8	18.3	19.9
	3	12.3	13.3	14.3	15.5	16.8	18.3	19.9
	4	12.3	13.2	14.3	15.5	16.8	18.2	19.9
	5	12.2	13.2	14.3	15.5	16.8	18.2	19.9
3	6	12.2	13.2	14.3	15.4	16.8	18.2	19.8
	7	12.2	13.2	14.2	15.4	16.7	18.2	19.8

续表

年龄		体质指数（BMI）						
岁	月	−3SD	−2SD	−1SD	中位数	+1SD	+2SD	+3SD
3	8	12.2	13.1	14.2	15.4	16.7	18.2	19.8
	9	12.2	13.1	14.2	15.4	16.7	18.2	19.8
	10	12.1	13.1	14.2	15.4	16.7	18.2	19.8
	11	12.1	13.1	14.2	15.3	16.7	18.2	19.9
4	0	12.1	13.1	14.1	15.3	16.7	18.2	19.9
	1	12.1	13.0	14.1	15.3	16.7	18.2	19.9
	2	12.1	13.0	14.1	15.3	16.7	18.2	19.9
	3	12.1	13.0	14.1	15.3	16.6	18.2	19.9
	4	12.0	13.0	14.1	15.3	16.6	18.2	19.9
	5	12.0	13.0	14.1	15.3	16.6	18.2	20.0
4	6	12.0	13.0	14.0	15.3	16.6	18.2	20.0
	7	12.0	13.0	14.0	15.2	16.6	18.2	20.0
	8	12.0	12.9	14.0	15.2	16.6	18.2	20.1
	9	12.0	12.9	14.0	15.2	16.6	18.2	20.1
	10	12.0	12.9	14.0	15.2	16.6	18.3	20.2
	11	12.0	12.9	14.0	15.2	16.6	18.3	20.2
5	0	12.0	12.9	14.0	15.2	16.6	18.3	20.3
	1	12.1	13.0	14.1	15.3	16.6	18.3	20.2
	2	12.1	13.0	14.1	15.3	16.6	18.3	20.2
	3	12.1	13.0	14.1	15.3	16.7	18.3	20.2
	4	12.1	13.0	14.1	15.3	16.7	18.3	20.3
	5	12.1	13.0	14.1	15.3	16.7	18.3	20.3

续表

年龄		体质指数（BMI）						
岁	月	−3SD	−2SD	−1SD	中位数	+1SD	+2SD	+3SD
5	6	12.1	13.0	14.1	15.3	16.7	18.4	20.4
	7	12.1	13.0	14.1	15.3	16.7	18.4	20.4
	8	12.1	13.0	14.1	15.3	16.7	18.4	20.5
	9	12.1	13.0	14.1	15.3	16.7	18.4	20.5
	10	12.1	13.0	14.1	15.3	16.7	18.5	20.6
	11	12.1	13.0	14.1	15.3	16.7	18.5	20.6
6	0	12.1	13.0	14.1	15.3	16.8	18.5	20.7
	1	12.1	13.0	14.1	15.3	16.8	18.6	20.8
	2	12.2	13.1	14.1	15.3	16.8	18.6	20.8
	3	12.2	13.1	14.1	15.3	16.8	18.6	20.9
	4	12.2	13.1	14.1	15.4	16.8	18.7	21.0
	5	12.2	13.1	14.1	15.4	16.9	18.7	21.0
6	6	12.2	13.1	14.1	15.4	16.9	18.7	21.1
	7	12.2	13.1	14.1	15.4	16.9	18.8	21.2
	8	12.2	13.1	14.2	15.4	16.9	18.8	21.3
	9	12.2	13.1	14.2	15.4	17.0	18.9	21.3
	10	12.2	13.1	14.2	15.4	17.0	18.9	21.4
	11	12.2	13.1	14.2	15.5	17.0	19.0	21.5
7	0	12.3	13.1	14.2	15.5	17.0	19.0	21.6

注：若 24 月龄的男童使用卧式身长计测量身长，则使用年龄为 2[a] 行的数据，若其使用立式身高计测量身高，则使用年龄为 2[b] 行的数据。此表上 0~2 岁的 BMI 值是根据身长测算的，若 0~2 岁的男童测量的是立式身高，要在身高基础上增加 0.7cm，转换成身长后再计算 BMI 指数。若 2~5 岁的男童测量的是卧式身长，则要在身长基础上减少 0.7cm，转换成身高后再计算。

2006 年 WHO 儿童生长标准

附表1-13

0~2岁女童身长/年龄、体重/年龄标准差数值表

年龄		身长（cm）							体重（kg）						
岁	月	-3SD	-2SD	-1SD	中位数	+1SD	+2SD	+3SD	-3SD	-2SD	-1SD	中位数	+1SD	+2SD	+3SD
0	0	43.6	45.4	47.3	49.1	51.0	52.9	54.7	2.0	2.4	2.8	3.2	3.7	4.2	4.8
	1	47.8	49.8	51.7	53.7	55.6	57.6	59.5	2.7	3.2	3.6	4.2	4.8	5.5	6.2
	2	51.0	53.0	55.0	57.1	59.1	61.1	63.2	3.4	3.9	4.5	5.1	5.8	6.6	7.5
	3	53.5	55.6	57.7	59.8	61.9	64.0	66.1	4.0	4.5	5.2	5.8	6.6	7.5	8.5
	4	55.6	57.8	59.9	62.1	64.3	66.4	68.6	4.4	5.0	5.7	6.4	7.3	8.2	9.3
	5	57.4	59.6	61.8	64.0	66.2	68.5	70.7	4.8	5.4	6.1	6.9	7.8	8.8	10.0
0	6	58.9	61.2	63.5	65.7	68.0	70.3	72.5	5.1	5.7	6.5	7.3	8.2	9.3	10.6
	7	60.3	62.7	65.0	67.3	69.6	71.9	74.2	5.3	6.0	6.8	7.6	8.6	9.8	11.1
	8	61.7	64.0	66.4	68.7	71.1	73.5	75.8	5.6	6.3	7.0	7.9	9.0	10.2	11.6
	9	62.9	65.3	67.7	70.1	72.6	75.0	77.4	5.8	6.5	7.3	8.2	9.3	10.5	12.0
	10	64.1	66.5	69.0	71.5	73.9	76.4	78.9	5.9	6.7	7.5	8.5	9.6	10.9	12.4
	11	65.2	67.7	70.3	72.8	75.3	77.8	80.3	6.1	6.9	7.7	8.7	9.9	11.2	12.8

续表

年龄		身长（cm）							体重（kg）						
岁	月	-3SD	-2SD	-1SD	中位数	+1SD	+2SD	+3SD	-3SD	-2SD	-1SD	中位数	+1SD	+2SD	+3SD
1	0	66.3	68.9	71.4	74.0	76.6	79.2	81.7	6.3	7.0	7.9	8.9	10.1	11.5	13.1
	1	67.3	70.0	72.6	75.2	77.8	80.5	83.1	6.4	7.2	8.1	9.2	10.4	11.8	13.5
	2	68.3	71.0	73.7	76.4	79.1	81.7	84.4	6.6	7.4	8.3	9.4	10.6	12.1	13.8
	3	69.3	72.0	74.8	77.5	80.2	83.0	85.7	6.7	7.6	8.5	9.6	10.9	12.4	14.1
	4	70.2	73.0	75.8	78.6	81.4	84.2	87.0	6.9	7.7	8.7	9.8	11.1	12.6	14.5
	5	71.1	74.0	76.8	79.7	82.5	85.4	88.2	7.0	7.9	8.9	10.0	11.4	12.9	14.8
	6	72.0	74.9	77.8	80.7	83.6	86.5	89.4	7.2	8.1	9.1	10.2	11.6	13.2	15.1
	7	72.8	75.8	78.8	81.7	84.7	87.6	90.6	7.3	8.2	9.2	10.4	11.8	13.5	15.4
	8	73.7	76.7	79.7	82.7	85.7	88.7	91.7	7.5	8.4	9.4	10.6	12.1	13.7	15.7
	9	74.5	77.5	80.6	83.7	86.7	89.8	92.9	7.6	8.6	9.6	10.9	12.3	14.0	16.0
	10	75.2	78.4	81.5	84.6	87.7	90.8	94.0	7.8	8.7	9.8	11.1	12.5	14.3	16.4
	11	76.0	79.2	82.3	85.5	88.7	91.9	95.0	7.9	8.9	10.0	11.3	12.8	14.6	16.7
2	0	76.7	80.0	83.2	86.4	89.6	92.9	96.1	8.1	9.0	10.2	11.5	13.0	14.8	17.0

注：若 24 月龄的女童使用立式身高计测量身高，则数值请参见 "2-5 岁女童身高、体重标准单位数值表" 的 24 月龄数据

2006 年 WHO 儿童生长标准

附表1-14

2~7岁女童身高/年龄、体重/年龄标准差数值表

年龄		身高（cm）							体重（kg）						
岁	月	−3SD	−2SD	−1SD	中位数	+1SD	+2SD	+3SD	−3SD	−2SD	−1SD	中位数	+1SD	+2SD	+3SD
2	0	76.0	79.3	82.5	85.7	88.9	92.2	95.4	8.1	9.0	10.2	11.5	13.0	14.8	17.0
	1	76.8	80.0	83.3	86.6	89.9	93.1	96.4	8.2	9.2	10.3	11.7	13.3	15.1	17.3
	2	77.5	80.8	84.1	87.4	90.8	94.1	97.4	8.4	9.4	10.5	11.9	13.5	15.4	17.7
	3	78.1	81.5	84.9	88.3	91.7	95.0	98.4	8.5	9.5	10.7	12.1	13.7	15.7	18.0
	4	78.8	82.2	85.7	89.1	92.5	96.0	99.4	8.6	9.7	10.9	12.3	14.0	16.0	18.3
	5	79.5	82.9	86.4	89.9	93.4	96.9	100.3	8.8	9.8	11.1	12.5	14.2	16.2	18.7
2	6	80.1	83.6	87.1	90.7	94.2	97.7	101.3	8.9	10.0	11.2	12.7	14.4	16.5	19.0
	7	80.7	84.3	87.9	91.4	95.0	98.6	102.2	9.0	10.1	11.4	12.9	14.7	16.8	19.3
	8	81.3	84.9	88.6	92.2	95.8	99.4	103.1	9.1	10.3	11.6	13.1	14.9	17.1	19.6
	9	81.9	85.6	89.3	92.9	96.6	100.3	103.9	9.3	10.4	11.7	13.3	15.1	17.3	20.0
	10	82.5	86.2	89.9	93.6	97.4	101.1	104.8	9.4	10.5	11.9	13.5	15.4	17.6	20.3
	11	83.1	86.8	90.6	94.4	98.1	101.9	105.6	9.5	10.7	12.0	13.7	15.6	17.9	20.6

续表

年龄		身高（cm）							体重（kg）						
岁	月	-3SD	-2SD	-1SD	中位数	+1SD	+2SD	+3SD	-3SD	-2SD	-1SD	中位数	+1SD	+2SD	+3SD
3	0	83.6	87.4	91.2	95.1	98.9	102.7	106.5	9.6	10.8	12.2	13.9	15.8	18.1	20.9
	1	84.2	88.0	91.9	95.7	99.6	103.4	107.3	9.7	10.9	12.4	14.0	16.0	18.4	21.3
	2	84.7	88.6	92.5	96.4	100.3	104.2	108.1	9.8	11.1	12.5	14.2	16.3	18.7	21.6
	3	85.3	89.2	93.1	97.1	101.0	105.0	108.9	9.9	11.2	12.7	14.4	16.5	19.0	22.0
	4	85.8	89.8	93.8	97.7	101.7	105.7	109.7	10.1	11.3	12.8	14.6	16.7	19.2	22.3
	5	86.3	90.4	94.4	98.4	102.4	106.4	110.5	10.2	11.5	13.0	14.8	16.9	19.5	22.7
	6	86.8	90.9	95.0	99.0	103.1	107.2	111.2	10.3	11.6	13.1	15.0	17.2	19.8	23.0
	7	87.4	91.5	95.6	99.7	103.8	107.9	112.0	10.4	11.7	13.3	15.2	17.4	20.1	23.4
	8	87.9	92.0	96.2	100.3	104.5	108.6	112.7	10.5	11.8	13.4	15.3	17.6	20.4	23.7
3	9	88.4	92.5	96.7	100.9	105.1	109.3	113.5	10.6	12.0	13.6	15.5	17.8	20.7	24.1
	10	88.9	93.1	97.3	101.5	105.8	110.0	114.2	10.7	12.1	13.7	15.7	18.1	20.9	24.5
	11	89.3	93.6	97.9	102.1	106.4	110.7	114.9	10.8	12.2	13.9	15.9	18.3	21.2	24.8

续表

年龄		身高（cm）							体重（kg）						
岁	月	-3SD	-2SD	-1SD	中位数	+1SD	+2SD	+3SD	-3SD	-2SD	-1SD	中位数	+1SD	+2SD	+3SD
4	0	89.8	94.1	98.4	102.7	107.0	111.3	115.7	10.9	12.3	14.0	16.1	18.5	21.5	25.2
	1	90.3	94.6	99.0	103.3	107.7	112.0	116.4	11.0	12.4	14.2	16.3	18.8	21.8	25.5
	2	90.7	95.1	99.5	103.9	108.3	112.7	117.1	11.1	12.6	14.3	16.4	19.0	22.1	25.9
	3	91.2	95.6	100.1	104.5	108.9	113.3	117.7	11.2	12.7	14.5	16.6	19.2	22.4	26.3
	4	91.7	96.1	100.6	105.0	109.5	114.0	118.4	11.3	12.8	14.6	16.8	19.4	22.6	26.6
	5	92.1	96.6	101.1	105.6	110.1	114.6	119.1	11.4	12.9	14.8	17.0	19.7	22.9	27.0
4	6	92.6	97.1	101.6	106.2	110.7	115.2	119.8	11.5	13.0	14.9	17.2	19.9	23.2	27.4
	7	93.0	97.6	102.2	106.7	111.3	115.9	120.4	11.6	13.2	15.1	17.3	20.1	23.5	27.7
	8	93.4	98.1	102.7	107.3	111.9	116.5	121.1	11.7	13.3	15.2	17.5	20.3	23.8	28.1
	9	93.9	98.5	103.2	107.8	112.5	117.1	121.8	11.8	13.4	15.3	17.7	20.6	24.1	28.5
	10	94.3	99.0	103.7	108.4	113.0	117.7	122.4	11.9	13.5	15.5	17.9	20.8	24.4	28.8
	11	94.7	99.5	104.2	108.9	113.6	118.3	123.1	12.0	13.6	15.6	18.0	21.0	24.6	29.2

续表

年龄		身高（cm）							体重（kg）						
岁	月	−3SD	−2SD	−1SD	中位数	+1SD	+2SD	+3SD	−3SD	−2SD	−1SD	中位数	+1SD	+2SD	+3SD
5	0	95.2	99.9	104.7	109.4	114.2	118.9	123.7	12.1	13.7	15.8	18.2	21.2	24.9	29.5
	1	95.3	100.1	104.8	109.6	114.4	119.1	123.9	12.4	14.0	15.9	18.3	21.2	24.8	29.5
	2	95.7	100.5	105.3	110.1	114.9	119.7	124.5	12.5	14.1	16.0	18.4	21.4	25.1	29.8
	3	96.1	101.0	105.8	110.6	115.5	120.3	125.2	12.6	14.2	16.2	18.6	21.6	25.4	30.2
	4	96.5	101.4	106.3	111.2	116.0	120.9	125.8	12.7	14.3	16.3	18.8	21.8	25.6	30.5
	5	97.0	101.9	106.8	111.7	116.6	121.5	126.4	12.8	14.4	16.5	19.0	22.0	25.9	30.9
	6	97.4	102.3	107.2	112.2	117.1	122.0	127.0	12.9	14.6	16.6	19.1	22.2	26.2	31.3
	7	97.8	102.7	107.7	112.7	117.6	122.6	127.6	13.0	14.7	16.8	19.3	22.5	26.5	31.6
	8	98.2	103.2	108.2	113.2	118.2	123.2	128.2	13.1	14.8	16.9	19.5	22.7	26.7	32.0
5	9	98.6	103.6	108.6	113.7	118.7	123.7	128.8	13.2	14.9	17.0	19.6	22.9	27.0	32.3
	10	99.0	104.0	109.1	114.2	119.2	124.3	129.3	13.3	15.0	17.2	19.8	23.1	27.3	32.7
	11	99.4	104.5	109.6	114.6	119.7	124.8	129.9	13.4	15.2	17.3	20.0	23.3	27.6	33.1

续表

2006年WHO儿童生长标准

| 年龄 | | 身高（cm） | | | | | | | 体重（kg） | | | | | | |
岁	月	-3SD	-2SD	-1SD	中位数	+1SD	+2SD	+3SD	-3SD	-2SD	-1SD	中位数	+1SD	+2SD	+3SD
6	0	99.8	104.9	110.0	115.1	120.2	125.4	130.5	13.5	15.3	17.5	20.2	23.5	27.8	33.4
	1	100.2	105.3	110.5	115.6	120.8	125.9	131.1	13.6	15.4	17.6	20.3	23.8	28.1	33.8
	2	100.5	105.7	110.9	116.1	121.3	126.4	131.6	13.7	15.5	17.8	20.5	24.0	28.4	34.2
	3	100.9	106.1	111.3	116.6	121.8	127.0	132.2	13.8	15.6	17.9	20.7	24.2	28.7	34.6
	4	101.3	106.6	111.8	117.0	122.3	127.5	132.7	13.9	15.8	18.0	20.9	24.4	29.0	35.0
	5	101.7	107.0	112.2	117.5	122.8	128.0	133.3	14.0	15.9	18.2	21.0	24.6	29.3	35.4
	6	102.1	107.4	112.7	118.0	123.3	128.6	133.9	14.1	16.0	18.3	21.2	24.9	29.6	35.8
	7	102.5	107.8	113.1	118.4	123.8	129.1	134.4	14.2	16.1	18.5	21.4	25.1	29.9	36.2
	8	102.9	108.2	113.6	118.9	124.3	129.6	135.0	14.3	16.3	18.6	21.6	25.3	30.2	36.6
	9	103.2	108.6	114.0	119.4	124.8	130.2	135.5	14.4	16.4	18.8	21.8	25.6	30.5	37.0
	10	103.6	109.0	114.5	119.9	125.3	130.7	136.1	14.5	16.5	18.9	22.0	25.8	30.8	37.4
	11	104.0	109.5	114.9	120.3	125.8	131.2	136.7	14.6	16.6	19.1	22.2	26.1	31.1	37.8
7	0	104.4	109.9	115.3	120.8	126.3	131.7	137.2	14.8	16.8	19.3	22.4	26.3	31.4	38.3

附表 1-15

0~5 岁女童头围／年龄标准差数值表

年龄		头围（cm）						
岁	月	-3SD	-2SD	-1SD	中位数	+1SD	+2SD	+3SD
0	0	30.3	31.5	32.7	33.9	35.1	36.2	37.4
	1	33.0	34.2	35.4	36.5	37.7	38.9	40.1
	2	34.6	35.8	37.0	38.3	39.5	40.7	41.9
	3	35.8	37.1	38.3	39.5	40.8	42.0	43.3
	4	36.8	38.1	39.3	40.6	41.8	43.1	44.4
	5	37.6	38.9	40.2	41.5	42.7	44.0	45.3
0	6	38.3	39.6	40.9	42.2	43.5	44.8	46.1
	7	38.9	40.2	41.5	42.8	44.1	45.5	46.8
	8	39.4	40.7	42.0	43.4	44.7	46.0	47.4
	9	39.8	41.2	42.5	43.8	45.2	46.5	47.8
	10	40.2	41.5	42.9	44.2	45.6	46.9	48.3
	11	40.5	41.9	43.2	44.6	45.9	47.3	48.6
1	0	40.8	42.2	43.5	44.9	46.3	47.6	49.0
	1	41.1	42.4	43.8	45.2	46.5	47.9	49.3
	2	41.3	42.7	44.1	45.4	46.8	48.2	49.5
	3	41.5	42.9	44.3	45.7	47.0	48.4	49.8
	4	41.7	43.1	44.5	45.9	47.2	48.6	50.0
	5	41.9	43.3	44.7	46.1	47.4	48.8	50.2
1	6	42.1	43.5	44.9	46.2	47.6	49.0	50.4
	7	42.3	43.6	45.0	46.4	47.8	49.2	50.6
	8	42.4	43.8	45.2	46.6	48.0	49.4	50.7

续表

年龄		头围（cm）						
岁	月	−3SD	−2SD	−1SD	中位数	+1SD	+2SD	+3SD
1	9	42.6	44.0	45.3	46.7	48.1	49.5	50.9
	10	42.7	44.1	45.5	46.9	48.3	49.7	51.1
	11	42.9	44.3	45.6	47.0	48.4	49.8	51.2
2	0	43.0	44.4	45.8	47.2	48.6	50.0	51.4
	1	43.1	44.5	45.9	47.3	48.7	50.1	51.5
	2	43.3	44.7	46.1	47.5	48.9	50.3	51.7
	3	43.4	44.8	46.2	47.6	49.0	50.4	51.8
	4	43.5	44.9	46.3	47.7	49.1	50.5	51.9
	5	43.6	45.0	46.4	47.8	49.2	50.6	52.0
2	6	43.7	45.1	46.5	47.9	49.3	50.7	52.2
	7	43.8	45.2	46.6	48.0	49.4	50.9	52.3
	8	43.9	45.3	46.7	48.1	49.6	51.0	52.4
	9	44.0	45.4	46.8	48.2	49.7	51.1	52.5
	10	44.1	45.5	46.9	48.3	49.7	51.2	52.6
	11	44.2	45.6	47.0	48.4	49.8	51.2	52.7
3	0	44.3	45.7	47.1	48.5	49.9	51.3	52.7
	1	44.4	45.8	47.2	48.6	50.0	51.4	52.8
	2	44.4	45.8	47.3	48.7	50.1	51.5	52.9
	3	44.5	45.9	47.3	48.7	50.2	51.6	53.0
	4	44.6	46.0	47.4	48.8	50.2	51.7	53.1
	5	44.6	46.1	47.5	48.9	50.3	51.7	53.1

续表

年龄		头围（cm）						
岁	月	−3SD	−2SD	−1SD	中位数	+1SD	+2SD	+3SD
3	6	44.7	46.1	47.5	49.0	50.4	51.8	53.2
	7	44.8	46.2	47.6	49.0	50.4	51.9	53.3
	8	44.8	46.3	47.7	49.1	50.5	51.9	53.3
	9	44.9	46.3	47.7	49.2	50.6	52.0	53.4
	10	45.0	46.4	47.8	49.2	50.6	52.1	53.5
	11	45.0	46.4	47.9	49.3	50.7	52.1	53.5
4	0	45.1	46.5	47.9	49.3	50.8	52.2	53.6
	1	45.1	46.5	48.0	49.4	50.8	52.2	53.6
	2	45.2	46.6	48.0	49.4	50.9	52.3	53.7
	3	45.2	46.7	48.1	49.5	50.9	52.3	53.8
	4	45.3	46.7	48.1	49.5	51.0	52.4	53.8
	5	45.3	46.8	48.2	49.6	51.0	52.4	53.9
4	6	45.4	46.8	48.2	49.6	51.1	52.5	53.9
	7	45.4	46.9	48.3	49.7	51.1	52.5	54.0
	8	45.5	46.9	48.3	49.7	51.2	52.6	54.0
	9	45.5	46.9	48.4	49.8	51.2	52.6	54.1
	10	45.6	47.0	48.4	49.8	51.3	52.7	54.1
	11	45.6	47.0	48.5	49.9	51.3	52.7	54.1
5	0	45.7	47.1	48.5	49.9	51.3	52.8	54.2

2006 年 WHO 儿童生长标准

附表 1-16

女童体重／身长标准差数值表

身长 （cm）	体重（kg）						
	−3SD	−2SD	−1SD	中位数	+1SD	+2SD	+3SD
45.0	1.9	2.1	2.3	2.5	2.7	3.0	3.3
45.5	2.0	2.1	2.3	2.5	2.8	3.1	3.4
46.0	2.0	2.2	2.4	2.6	2.9	3.2	3.5
46.5	2.1	2.3	2.5	2.7	3.0	3.3	3.6
47.0	2.2	2.4	2.6	2.8	3.1	3.4	3.7
47.5	2.2	2.4	2.6	2.9	3.2	3.5	3.8
48.0	2.3	2.5	2.7	3.0	3.3	3.6	4.0
48.5	2.4	2.6	2.8	3.1	3.4	3.7	4.1
49.0	2.4	2.6	2.9	3.2	3.5	3.8	4.2
49.5	2.5	2.7	3.0	3.3	3.6	3.9	4.3
50.0	2.6	2.8	3.1	3.4	3.7	4.0	4.5
50.5	2.7	2.9	3.2	3.5	3.8	4.2	4.6
51.0	2.8	3.0	3.3	3.6	3.9	4.3	4.8
51.5	2.8	3.1	3.4	3.7	4.0	4.4	4.9
52.0	2.9	3.2	3.5	3.8	4.2	4.6	5.1
52.5	3.0	3.3	3.6	3.9	4.3	4.7	5.2
53.0	3.1	3.4	3.7	4.0	4.4	4.9	5.4
53.5	3.2	3.5	3.8	4.2	4.6	5.0	5.5
54.0	3.3	3.6	3.9	4.3	4.7	5.2	5.7
54.5	3.4	3.7	4.0	4.4	4.8	5.3	5.9

身长 （cm）	体重（kg）						
	−3SD	−2SD	−1SD	中位数	+1SD	+2SD	+3SD
55.0	3.5	3.8	4.2	4.5	5.0	5.5	6.1
55.5	3.6	3.9	4.3	4.7	5.1	5.7	6.3
56.0	3.7	4.0	4.4	4.8	5.3	5.8	6.4
56.5	3.8	4.1	4.5	5.0	5.4	6.0	6.6
57.0	3.9	4.3	4.6	5.1	5.6	6.1	6.8
57.5	4.0	4.4	4.8	5.2	5.7	6.3	7.0
58.0	4.1	4.5	4.9	5.4	5.9	6.5	7.1
58.5	4.2	4.6	5.0	5.5	6.0	6.6	7.3
59.0	4.3	4.7	5.1	5.6	6.2	6.8	7.5
59.5	4.4	4.8	5.3	5.7	6.3	6.9	7.7
60.0	4.5	4.9	5.4	5.9	6.4	7.1	7.8
60.5	4.6	5.0	5.5	6.0	6.6	7.3	8.0
61.0	4.7	5.1	5.6	6.1	6.7	7.4	8.2
61.5	4.8	5.2	5.7	6.3	6.9	7.6	8.4
62.0	4.9	5.3	5.8	6.4	7.0	7.7	8.5
62.5	5.0	5.4	5.9	6.5	7.1	7.8	8.7
63.0	5.1	5.5	6.0	6.6	7.3	8.0	8.8
63.5	5.2	5.6	6.2	6.7	7.4	8.1	9.0
64.0	5.3	5.7	6.3	6.9	7.5	8.3	9.1
64.5	5.4	5.8	6.4	7.0	7.6	8.4	9.3
65.0	5.5	5.9	6.5	7.1	7.8	8.6	9.5
65.5	5.5	6.0	6.6	7.2	7.9	8.7	9.6
66.0	5.6	6.1	6.7	7.3	8.0	8.8	9.8

续表

身长（cm）	体重（kg）						
	−3SD	−2SD	−1SD	中位数	+1SD	+2SD	+3SD
66.5	5.7	6.2	6.8	7.4	8.1	9.0	9.9
67.0	5.8	6.3	6.9	7.5	8.3	9.1	10.0
67.5	5.9	6.4	7.0	7.6	8.4	9.2	10.2
68.0	6.0	6.5	7.1	7.7	8.5	9.4	10.3
68.5	6.1	6.6	7.2	7.9	8.6	9.5	10.5
69.0	6.1	6.7	7.3	8.0	8.7	9.6	10.6
69.5	6.2	6.8	7.4	8.1	8.8	9.7	10.7
70.0	6.3	6.9	7.5	8.2	9.0	9.9	10.9
70.5	6.4	6.9	7.6	8.3	9.1	10.0	11.0
71.0	6.5	7.0	7.7	8.4	9.2	10.1	11.1
71.5	6.5	7.1	7.7	8.5	9.3	10.2	11.3
72.0	6.6	7.2	7.8	8.6	9.4	10.3	11.4
72.5	6.7	7.3	7.9	8.7	9.5	10.5	11.5
73.0	6.8	7.4	8.0	8.8	9.6	10.6	11.7
73.5	6.9	7.4	8.1	8.9	9.7	10.7	11.8
74.0	6.9	7.5	8.2	9.0	9.8	10.8	11.9
74.5	7.0	7.6	8.3	9.1	9.9	10.9	12.0
75.0	7.1	7.7	8.4	9.1	10.0	11.0	12.2
75.5	7.1	7.8	8.5	9.2	10.1	11.1	12.3
76.0	7.2	7.8	8.5	9.3	10.2	11.2	12.4
76.5	7.3	7.9	8.6	9.4	10.3	11.4	12.5
77.0	7.4	8.0	8.7	9.5	10.4	11.5	12.6

续表

身长（cm）	体重（kg）						
	-3SD	-2SD	-1SD	中位数	+1SD	+2SD	+3SD
77.5	7.4	8.1	8.8	9.6	10.5	11.6	12.8
78.0	7.5	8.2	8.9	9.7	10.6	11.7	12.9
78.5	7.6	8.2	9.0	9.8	10.7	11.8	13.0
79.0	7.7	8.3	9.1	9.9	10.8	11.9	13.1
79.5	7.7	8.4	9.1	10.0	10.9	12.0	13.3
80.0	7.8	8.5	9.2	10.1	11.0	12.1	13.4
80.5	7.9	8.6	9.3	10.2	11.2	12.3	13.5
81.0	8.0	8.7	9.4	10.3	11.3	12.4	13.7
81.5	8.1	8.8	9.5	10.4	11.4	12.5	13.8
82.0	8.1	8.8	9.6	10.5	11.5	12.6	13.9
82.5	8.2	8.9	9.7	10.6	11.6	12.8	14.1
83.0	8.3	9.0	9.8	10.7	11.8	12.9	14.2
83.5	8.4	9.1	9.9	10.9	11.9	13.1	14.4
84.0	8.5	9.2	10.1	11.0	12.0	13.2	14.5
84.5	8.6	9.3	10.2	11.1	12.1	13.3	14.7
85.0	8.7	9.4	10.3	11.2	12.3	13.5	14.9
85.5	8.8	9.5	10.4	11.3	12.4	13.6	15.0
86.0	8.9	9.7	10.5	11.5	12.6	13.8	15.2
86.5	9.0	9.8	10.6	11.6	12.7	13.9	15.4
87.0	9.1	9.9	10.7	11.7	12.8	14.1	15.5
87.5	9.2	10.0	10.9	11.8	13.0	14.2	15.7
88.0	9.3	10.1	11.0	12.0	13.1	14.4	15.9
88.5	9.4	10.2	11.1	12.1	13.2	14.5	16.0

续表

身长 （cm）	体重（kg）						
	−3SD	−2SD	−1SD	中位数	+1SD	+2SD	+3SD
89.0	9.5	10.3	11.2	12.2	13.4	14.7	16.2
89.5	9.6	10.4	11.3	12.3	13.5	14.8	16.4
90.0	9.7	10.5	11.4	12.5	13.7	15.0	16.5
90.5	9.8	10.6	11.5	12.6	13.8	15.1	16.7
91.0	9.9	10.7	11.7	12.7	13.9	15.3	16.9
91.5	10.0	10.8	11.8	12.8	14.1	15.5	17.0
92.0	10.1	10.9	11.9	13.0	14.2	15.6	17.2
92.5	10.1	11.0	12.0	13.1	14.3	15.8	17.4
93.0	10.2	11.1	12.1	13.2	14.5	15.9	17.5
93.5	10.3	11.2	12.2	13.3	14.6	16.1	17.7
94.0	10.4	11.3	12.3	13.5	14.7	16.2	17.9
94.5	10.5	11.4	12.4	13.6	14.9	16.4	18.0
95.0	10.6	11.5	12.6	13.7	15.0	16.5	18.2
95.5	10.7	11.6	12.7	13.8	15.2	16.7	18.4
96.0	10.8	11.7	12.8	14.0	15.3	16.8	18.6
96.5	10.9	11.8	12.9	14.1	15.4	17.0	18.7
97.0	11.0	12.0	13.0	14.2	15.6	17.1	18.9
97.5	11.1	12.1	13.1	14.4	15.7	17.3	19.1
98.0	11.2	12.2	13.3	14.5	15.9	17.5	19.3
98.5	11.3	12.3	13.4	14.6	16.0	17.6	19.5
99.0	11.4	12.4	13.5	14.8	16.2	17.8	19.6
99.5	11.5	12.5	13.6	14.9	16.3	18.0	19.8

续表

身长 （cm）	体重（kg）						
	−3SD	−2SD	−1SD	中位数	+1SD	+2SD	+3SD
100.0	11.6	12.6	13.7	15.0	16.5	18.1	20.0
100.5	11.7	12.7	13.9	15.2	16.6	18.3	20.2
101.0	11.8	12.8	14.0	15.3	16.8	18.5	20.4
101.5	11.9	13.0	14.1	15.5	17.0	18.7	20.6
102.0	12.0	13.1	14.3	15.6	17.1	18.9	20.8
102.5	12.1	13.2	14.4	15.8	17.3	19.0	21.0
103.0	12.3	13.3	14.5	15.9	17.5	19.2	21.3
103.5	12.4	13.5	14.7	16.1	17.6	19.4	21.5
104.0	12.5	13.6	14.8	16.2	17.8	19.6	21.7
104.5	12.6	13.7	15.0	16.4	18.0	19.8	21.9
105.0	12.7	13.8	15.1	16.5	18.2	20.0	22.2
105.5	12.8	14.0	15.3	16.7	18.4	20.2	22.4
106.0	13.0	14.1	15.4	16.9	18.5	20.5	22.6
106.5	13.1	14.3	15.6	17.1	18.7	20.7	22.9
107.0	13.2	14.4	15.7	17.2	18.9	20.9	23.1
107.5	13.3	14.5	15.9	17.4	19.1	21.1	23.4
108.0	13.5	14.7	16.0	17.6	19.3	21.3	23.6
108.5	13.6	14.8	16.2	17.8	19.5	21.6	23.9
109.0	13.7	15.0	16.4	18.0	19.7	21.8	24.2
109.5	13.9	15.1	16.5	18.1	20.0	22.0	24.4
110.0	14.0	15.3	16.7	18.3	20.2	22.3	24.7

2006 年 WHO 儿童生长标准

附表 1-17

女童体重 / 身高标准差数值表

身高 （cm）	体重（kg）						
	−3SD	−2SD	−1SD	中位数	+1SD	+2SD	+3SD
65.0	5.6	6.1	6.6	7.2	7.9	8.7	9.7
65.5	5.7	6.2	6.7	7.4	8.1	8.9	9.8
66.0	5.8	6.3	6.8	7.5	8.2	9.0	10.0
66.5	5.8	6.4	6.9	7.6	8.3	9.1	10.1
67.0	5.9	6.4	7.0	7.7	8.4	9.3	10.2
67.5	6.0	6.5	7.1	7.8	8.5	9.4	10.4
68.0	6.1	6.6	7.2	7.9	8.7	9.5	10.5
68.5	6.2	6.7	7.3	8.0	8.8	9.7	10.7
69.0	6.3	6.8	7.4	8.1	8.9	9.8	10.8
69.5	6.3	6.9	7.5	8.2	9.0	9.9	10.9
70.0	6.4	7.0	7.6	8.3	9.1	10.0	11.1
70.5	6.5	7.1	7.7	8.4	9.2	10.1	11.2
71.0	6.6	7.1	7.8	8.5	9.3	10.3	11.3
71.5	6.7	7.2	7.9	8.6	9.4	10.4	11.5
72.0	6.7	7.3	8.0	8.7	9.5	10.5	11.6
72.5	6.8	7.4	8.1	8.8	9.7	10.6	11.7
73.0	6.9	7.5	8.1	8.9	9.8	10.7	11.8
73.5	7.0	7.6	8.2	9.0	9.9	10.8	12.0
74.0	7.0	7.6	8.3	9.1	10.0	11.0	12.1
74.5	7.1	7.7	8.4	9.2	10.1	11.1	12.2

续表

身高 （cm）	体重（kg）						
	−3SD	−2SD	−1SD	中位数	+1SD	+2SD	+3SD
75.0	7.2	7.8	8.5	9.3	10.2	11.2	12.3
75.5	7.2	7.9	8.6	9.4	10.3	11.3	12.5
76.0	7.3	8.0	8.7	9.5	10.4	11.4	12.6
76.5	7.4	8.0	8.7	9.6	10.5	11.5	12.7
77.0	7.5	8.1	8.8	9.6	10.6	11.6	12.8
77.5	7.5	8.2	8.9	9.7	10.7	11.7	12.9
78.0	7.6	8.3	9.0	9.8	10.8	11.8	13.1
78.5	7.7	8.4	9.1	9.9	10.9	12.0	13.2
79.0	7.8	8.4	9.2	10.0	11.0	12.1	13.3
79.5	7.8	8.5	9.3	10.1	11.1	12.2	13.4
80.0	7.9	8.6	9.4	10.2	11.2	12.3	13.6
80.5	8.0	8.7	9.5	10.3	11.3	12.4	13.7
81.0	8.1	8.8	9.6	10.4	11.4	12.6	13.9
81.5	8.2	8.9	9.7	10.6	11.6	12.7	14.0
82.0	8.3	9.0	9.8	10.7	11.7	12.8	14.1
82.5	8.4	9.1	9.9	10.8	11.8	13.0	14.3
83.0	8.5	9.2	10.0	10.9	11.9	13.1	14.5
83.5	8.5	9.3	10.1	11.0	12.1	13.3	14.6
84.0	8.6	9.4	10.2	11.1	12.2	13.4	14.8
84.5	8.7	9.5	10.3	11.3	12.3	13.5	14.9
85.0	8.8	9.6	10.4	11.4	12.5	13.7	15.1
85.5	8.9	9.7	10.6	11.5	12.6	13.8	15.3
86.0	9.0	9.8	10.7	11.6	12.7	14.0	15.4

续表

身高 （cm）	体重（kg）						
	−3SD	−2SD	−1SD	中位数	+1SD	+2SD	+3SD
86.5	9.1	9.9	10.8	11.8	12.9	14.2	15.6
87.0	9.2	10.0	10.9	11.9	13.0	14.3	15.8
87.5	9.3	10.1	11.0	12.0	13.2	14.5	15.9
88.0	9.4	10.2	11.1	12.1	13.3	14.6	16.1
88.5	9.5	10.3	11.2	12.3	13.4	14.8	16.3
89.0	9.6	10.4	11.4	12.4	13.6	14.9	16.4
89.5	9.7	10.5	11.5	12.5	13.7	15.1	16.6
90.0	9.8	10.6	11.6	12.6	13.8	15.2	16.8
90.5	9.9	10.7	11.7	12.8	14.0	15.4	16.9
91.0	10.0	10.9	11.8	12.9	14.1	15.5	17.1
91.5	10.1	11.0	11.9	13.0	14.3	15.7	17.3
92.0	10.2	11.1	12.0	13.1	14.4	15.8	17.4
92.5	10.3	11.2	12.1	13.3	14.5	16.0	17.6
93.0	10.4	11.3	12.3	13.4	14.7	16.1	17.8
93.5	10.5	11.4	12.4	13.5	14.8	16.3	17.9
94.0	10.6	11.5	12.5	13.6	14.9	16.4	18.1
94.5	10.7	11.6	12.6	13.8	15.1	16.6	18.3
95.0	10.8	11.7	12.7	13.9	15.2	16.7	18.5
95.5	10.8	11.8	12.8	14.0	15.4	16.9	18.6
96.0	10.9	11.9	12.9	14.1	15.5	17.0	18.8
96.5	11.0	12.0	13.1	14.3	15.6	17.2	19.0
97.0	11.1	12.1	13.2	14.4	15.8	17.4	19.2

身高 （cm）	体重（kg）						
	−3SD	−2SD	−1SD	中位数	+1SD	+2SD	+3SD
97.5	11.2	12.2	13.3	14.5	15.9	17.5	19.3
98.0	11.3	12.3	13.4	14.7	16.1	17.7	19.5
98.5	11.4	12.4	13.5	14.8	16.2	17.9	19.7
99.0	11.5	12.5	13.7	14.9	16.4	18.0	19.9
99.5	11.6	12.7	13.8	15.1	16.5	18.2	20.1
100.0	11.7	12.8	13.9	15.2	16.7	18.4	20.3
100.5	11.9	12.9	14.1	15.4	16.9	18.6	20.5
101.0	12.0	13.0	14.2	15.5	17.0	18.7	20.7
101.5	12.1	13.1	14.3	15.7	17.2	18.9	20.9
102.0	12.2	13.3	14.5	15.8	17.4	19.1	21.1
102.5	12.3	13.4	14.6	16.0	17.5	19.3	21.4
103.0	12.4	13.5	14.7	16.1	17.7	19.5	21.6
103.5	12.5	13.6	14.9	16.3	17.9	19.7	21.8
104.0	12.6	13.8	15.0	16.4	18.1	19.9	22.0
104.5	12.8	13.9	15.2	16.6	18.2	20.1	22.3
105.0	12.9	14.0	15.3	16.8	18.4	20.3	22.5
105.5	13.0	14.2	15.5	16.9	18.6	20.5	22.7
106.0	13.1	14.3	15.6	17.1	18.8	20.8	23.0
106.5	13.3	14.5	15.8	17.3	19.0	21.0	23.2
107.0	13.4	14.6	15.9	17.5	19.2	21.2	23.5
107.5	13.5	14.7	16.1	17.7	19.4	21.4	23.7
108.0	13.7	14.9	16.3	17.8	19.6	21.7	24.0
108.5	13.8	15.0	16.4	18.0	19.8	21.9	24.3

续表

身高（cm）	体重（kg）						
	−3SD	−2SD	−1SD	中位数	+1SD	+2SD	+3SD
109.0	13.9	15.2	16.6	18.2	20.0	22.1	24.5
109.5	14.1	15.4	16.8	18.4	20.3	22.4	24.8
110.0	14.2	15.5	17.0	18.6	20.5	22.6	25.1
110.5	14.4	15.7	17.1	18.8	20.7	22.9	25.4
111.0	14.5	15.8	17.3	19.0	20.9	23.1	25.7
111.5	14.7	16.0	17.5	19.2	21.2	23.4	26.0
112.0	14.8	16.2	17.7	19.4	21.4	23.6	26.2
112.5	15.0	16.3	17.9	19.6	21.6	23.9	26.5
113.0	15.1	16.5	18.0	19.8	21.8	24.2	26.8
113.5	15.3	16.7	18.2	20.0	22.1	24.4	27.1
114.0	15.4	16.8	18.4	20.2	22.3	24.7	27.4
114.5	15.6	17.0	18.6	20.5	22.6	25.0	27.8
115.0	15.7	17.2	18.8	20.7	22.8	25.2	28.1
115.5	15.9	17.3	19.0	20.9	23.0	25.5	28.4
116.0	16.0	17.5	19.2	21.1	23.3	25.8	28.7
116.5	16.2	17.7	19.4	21.3	23.5	26.1	29.0
117.0	16.3	17.8	19.6	21.5	23.8	26.3	29.3
117.5	16.5	18.0	19.8	21.7	24.0	26.6	29.6
118.0	16.6	18.2	19.9	22.0	24.2	26.9	29.9
118.5	16.8	18.4	20.1	22.2	24.5	27.2	30.3
119.0	16.9	18.5	20.3	22.4	24.7	27.4	30.6
119.5	17.1	18.7	20.5	22.6	25.0	27.7	30.9
120.0	17.3	18.9	20.7	22.8	25.2	28.0	31.2

2006 年 WHO 儿童生长标准

附表 1-18

0~7 岁女童体质指数（BMI）/ 年龄标准差数值表

年龄		体质指数（BMI）						
岁	月	−3SD	−2SD	−1SD	中位数	+1SD	+2SD	+3SD
0	0	10.1	11.1	12.2	13.3	14.6	16.1	17.7
	1	10.8	12.0	13.2	14.6	16.0	17.5	19.1
	2	11.8	13.0	14.3	15.8	17.3	19.0	20.7
	3	12.4	13.6	14.9	16.4	17.9	19.7	21.5
	4	12.7	13.9	15.2	16.7	18.3	20.0	22.0
	5	12.9	14.1	15.4	16.8	18.4	20.2	22.2
0	6	13.0	14.1	15.5	16.9	18.5	20.3	22.3
	7	13.0	14.2	15.5	16.9	18.5	20.3	22.3
	8	13.0	14.1	15.4	16.8	18.4	20.2	22.2
	9	12.9	14.1	15.3	16.7	18.3	20.1	22.1
	10	12.9	14.0	15.2	16.6	18.2	19.9	21.9
	11	12.8	13.9	15.1	16.5	18.0	19.8	21.8
1	0	12.7	13.8	15.0	16.4	17.9	19.6	21.6
	1	12.6	13.7	14.9	16.2	17.7	19.5	21.4
	2	12.6	13.6	14.8	16.1	17.6	19.3	21.3
	3	12.5	13.5	14.7	16.0	17.5	19.2	21.1
	4	12.4	13.5	14.6	15.9	17.4	19.1	21.0
	5	12.4	13.4	14.5	15.8	17.3	18.9	20.9
1	6	12.3	13.3	14.4	15.7	17.2	18.8	20.8
	7	12.3	13.3	14.4	15.7	17.1	18.8	20.7

续表

年龄		体质指数（BMI）						
岁	月	−3SD	−2SD	−1SD	中位数	+1SD	+2SD	+3SD
1	8	12.2	13.2	14.3	15.6	17.0	18.7	20.6
	9	12.2	13.2	14.3	15.5	17.0	18.6	20.5
	10	12.2	13.1	14.2	15.5	16.9	18.5	20.4
	11	12.2	13.1	14.2	15.4	16.9	18.5	20.4
2[a]	0[a]	12.1	13.1	14.2	15.4	16.8	18.4	20.3
2[b]	0[b]	12.4	13.3	14.4	15.7	17.1	18.7	20.6
	1	12.4	13.3	14.4	15.7	17.1	18.7	20.6
	2	12.3	13.3	14.4	15.6	17.0	18.7	20.6
	3	12.3	13.3	14.4	15.6	17.0	18.6	20.5
	4	12.3	13.3	14.3	15.6	17.0	18.6	20.5
	5	12.3	13.2	14.3	15.6	17.0	18.6	20.4
2	6	12.3	13.2	14.3	15.5	16.9	18.5	20.4
	7	12.2	13.2	14.3	15.5	16.9	18.5	20.4
	8	12.2	13.2	14.3	15.5	16.9	18.5	20.4
	9	12.2	13.1	14.2	15.5	16.9	18.5	20.3
	10	12.2	13.1	14.2	15.4	16.8	18.5	20.3
	11	12.1	13.1	14.2	15.4	16.8	18.4	20.3
3	0	12.1	13.1	14.2	15.4	16.8	18.4	20.3
	1	12.1	13.1	14.1	15.4	16.8	18.4	20.3
	2	12.1	13.0	14.1	15.4	16.8	18.4	20.3
	3	12.0	13.0	14.1	15.3	16.8	18.4	20.3

年龄		体质指数（BMI）						
岁	月	-3*SD*	-2*SD*	-1*SD*	中位数	+1*SD*	+2*SD*	+3*SD*
3	4	12.0	13.0	14.1	15.3	16.8	18.4	20.3
	5	12.0	13.0	14.1	15.3	16.8	18.4	20.4
3	6	12.0	12.9	14.0	15.3	16.8	18.4	20.4
	7	11.9	12.9	14.0	15.3	16.8	18.4	20.4
	8	11.9	12.9	14.0	15.3	16.8	18.5	20.4
	9	11.9	12.9	14.0	15.3	16.8	18.5	20.5
	10	11.9	12.9	14.0	15.3	16.8	18.5	20.5
	11	11.8	12.8	14.0	15.3	16.8	18.5	20.5
4	0	11.8	12.8	14.0	15.3	16.8	18.5	20.6
	1	11.8	12.8	13.9	15.3	16.8	18.5	20.6
	2	11.8	12.8	13.9	15.3	16.8	18.6	20.7
	3	11.8	12.8	13.9	15.3	16.8	18.6	20.7
	4	11.7	12.8	13.9	15.2	16.8	18.6	20.7
	5	11.7	12.7	13.9	15.3	16.8	18.6	20.8
4	6	11.7	12.7	13.9	15.3	16.8	18.7	20.8
	7	11.7	12.7	13.9	15.3	16.8	18.7	20.9
	8	11.7	12.7	13.9	15.3	16.8	18.7	20.9
	9	11.7	12.7	13.9	15.3	16.9	18.7	21.0
	10	11.7	12.7	13.9	15.3	16.9	18.8	21.0
	11	11.6	12.7	13.9	15.3	16.9	18.8	21.0

续表

年龄		体质指数（BMI）						
岁	月	−3SD	−2SD	−1SD	中位数	+1SD	+2SD	+3SD
5	0	11.6	12.7	13.9	15.3	16.9	18.8	21.1
	1	11.8	12.7	13.9	15.2	16.9	18.9	21.3
	2	11.8	12.7	13.9	15.2	16.9	18.9	21.4
	3	11.8	12.7	13.9	15.2	16.9	18.9	21.5
	4	11.8	12.7	13.9	15.2	16.9	18.9	21.5
	5	11.7	12.7	13.9	15.2	16.9	19.0	21.6
5	6	11.7	12.7	13.9	15.2	16.9	19.0	21.7
	7	11.7	12.7	13.9	15.2	16.9	19.0	21.7
	8	11.7	12.7	13.9	15.3	17.0	19.1	21.8
	9	11.7	12.7	13.9	15.3	17.0	19.1	21.9
	10	11.7	12.7	13.9	15.3	17.0	19.1	22.0
	11	11.7	12.7	13.9	15.3	17.0	19.2	22.1
6	0	11.7	12.7	13.9	15.3	17.0	19.2	22.1
	1	11.7	12.7	13.9	15.3	17.0	19.3	22.2
	2	11.7	12.7	13.9	15.3	17.0	19.3	22.3
	3	11.7	12.7	13.9	15.3	17.1	19.3	22.4
	4	11.7	12.7	13.9	15.3	17.1	19.4	22.5
	5	11.7	12.7	13.9	15.3	17.1	19.4	22.6
6	6	11.7	12.7	13.9	15.3	17.1	19.5	22.7
	7	11.7	12.7	13.9	15.3	17.2	19.5	22.8
	8	11.7	12.7	13.9	15.3	17.2	19.6	22.9

续表

年龄		体质指数（BMI）						
岁	月	−3SD	−2SD	−1SD	中位数	+1SD	+2SD	+3SD
6	9	11.7	12.7	13.9	15.4	17.2	19.6	23.0
	10	11.7	12.7	13.9	15.4	17.2	19.7	23.1
	11	11.7	12.7	13.9	15.4	17.3	19.7	23.2
7	0	11.8	12.7	13.9	15.4	17.3	19.8	23.3

注：若 24 月龄的女童使用卧式身长计测量身长，则使用年龄为 2[a] 行的数据，若其使用立式身高计测量身高，则使用年龄为 2[b] 行的数据。此表上 0~2 岁的 BMI 值是根据身长测算的，若 0~2 岁的女童测量的是立式身高，要在身高基础上增加 0.7cm，转换成身长后再计算 BMI 指数。若 2~5 岁的女童测量的是卧式身长，则要在身长基础上减少 0.7cm，转换成身高后再计算。

2006 年 WHO 儿童生长标准

附录 2　儿童膳食营养素参考摄入量

附表 2-1

儿童膳食营养素参考摄入量（能量和蛋白质）

年龄（岁）	能量需要量（EER）												蛋白质参考摄入量			
	男性身体活动水平（PAL）						女性身体活动水平（PAL）						男性		女性	
	轻（I）		中（II）		重（III）		轻（I）		中（II）		重（III）		EAR	RNI	EAR	RNI
	MJ/d	kcal/d	MJ/d	kcal/d	MJ/d	kcal/d	MJ/d	kcal/d	MJ/d	kcal/d	MJ/d	kcal/d	g/d	g/d	g/d	g/d
0~	—	—	0.38ᵃ	90ᵇ	—	—	—	—	0.38ᵃ	90ᵇ	—	—	—	9ᶜ	—	9ᶜ
0.5~	—	—	0.33ᵃ	80ᵇ	—	—	—	—	0.33ᵃ	80ᵇ	—	—	15	20	15	20
1~	—	—	3.77	900	—	—	—	—	3.35	800	—	—	20	25	20	25
2~	—	—	4.60	1 100	—	—	—	—	4.18	1 000	—	—	20	25	20	25
3~	—	—	5.23	1 250	—	—	—	—	5.02	1 200	—	—	25	30	25	30
4~	—	—	5.44	1 300	—	—	—	—	5.23	1 250	—	—	25	30	25	30
5~	—	—	5.86	1 400	—	—	—	—	5.44	1 300	—	—	25	30	25	30

续表

年龄（岁）	能量需要量（EER）												蛋白质参考摄入量			
	男性身体活动水平（PAL）						女性身体活动水平（PAL）						男性		女性	
	轻（I）		中（II）		重（III）		轻（I）		中（II）		重（III）		EAR	RNI	EAR	RNI
	MJ/d	kcal/d	MJ/d	kcal/d	MJ/d	kcal/d	MJ/d	kcal/d	MJ/d	kcal/d	MJ/d	kcal/d	g/d	g/d	g/d	g/d
6~	5.86	1 400	6.69	1 600	7.53	1 800	5.23	1 250	6.07	1 450	6.90	1 650	25	35	25	35
7~	6.28	1 500	7.11	1 700	7.95	1 900	5.65	1 350	6.49	1 550	7.32	1 750	30	40	30	40
8~	6.90	1 650	7.74	1 850	8.79	2 100	6.07	1 450	7.11	1 700	7.95	1 900	30	40	30	40
9~	7.32	1 750	8.37	2 000	9.41	2 250	6.49	1 550	7.53	1 800	8.37	2 000	40	45	40	45
10~	7.53	1 800	8.58	2 050	9.62	2 300	6.90	1 650	7.95	1 900	9.00	2 150	40	50	40	50
11~	8.58	2 050	9.83	2 350	10.88	2 600	7.53	1 800	8.58	2 050	9.62	2 300	50	60	45	55
14~<18	10.46	2 500	11.92	2 850	13.39	3 200	8.37	2 000	9.62	2 300	10.67	2 550	60	75	50	60

注：“—”表示未制定。

a 单位为：兆焦每天每公斤体重 [MJ/（kg·d）]。

b 单位为：千卡每天每公斤体重 [kcal/（kg·d）]。

c AI 值。

附表 2-2

儿童膳食营养素参考摄入量

膳食营养素	指标	0 岁~		0.5 岁~		1 岁~	
		男	女	男	女	男	女
宏量营养素							
脂肪	AMDR（%E）	48[a]	48[a]	40[a]	40[a]	35[a]	35[a]
饱和脂肪酸	U-AMDR（%E）	—	—	—	—	—	—
n-6 多不饱和脂肪酸 [b]	AI（%E）	7.3	7.3	6.0	6.0	4.0	4.0
	AMDR（%E）	—	—	—	—	—	—
n-3 多不饱和脂肪酸	AI[c]（%E）	0.87	0.87	0.66	0.66	0.60	0.60
	AMDR（%E）	—	—	—	—	—	—
碳水化合物	EAR（g/d）	—	—	—	—	120	120
	AMDR（%E）	60[d]	60[d]	85[d]	85[d]	50~65	50~65
添加糖	AMDR（%E）	—	—	—	—	—	—
常量元素							
钙	EAR（mg/d）	—	—	—	—	500	500
	RNI（mg/d）	200[a]	200[a]	250[a]	250[a]	600	600
	UL（mg/d）	1 000	1 000	1 500	1 500	1 500	1 500
磷	EAR（mg/d）	—	—	—	—	250	250
	RNI（mg/d）	100[a]	100[a]	180[a]	180[a]	300	300
	UL（mg/d）	—	—	—	—	—	—
镁	EAR（mg/d）	—	—	—	—	110	110
	RNI（mg/d）	20[a]	20[a]	65[a]	65[a]	140	140
钾	AI（mg/d）	350	350	550	550	900	900
钠	AI（mg/d）	170	170	350	350	700	700
氯	AI（mg/d）	260	260	550	550	1 100	1 100

（脂肪、碳水化合物、常量元素、微量元素）

4 岁~		7 岁~		11 岁~		14~<18 岁	
男	女	男	女	男	女	男	女
20~30	20~30	20~30	20~30	20~30	20~30	20~30	20~30
<8	<8	<8	<8	<8	<8	<8	<8
4.0	4.0	4.0	4.0	4.0	4.0	4.0	4.0
—	—	—	—	—	—	—	—
0.60	0.60	0.60	0.60	0.60	0.60	0.60	0.60
—	—	—	—	—	—	—	—
120	120	120	120	150	150	150	150
50~65	50~65	50~65	50~65	50~65	50~65	50~65	50~65
<10	<10	<10	<10	<10	<10	<10	<10
650	650	800	800	1 000	1 000	800	800
800	800	1 000	1 000	1 200	1 200	1 000	1 000
2 000	2 000	2 000	2 000	2 000	2 000	2 000	2 000
290	290	400	400	540	540	590	590
350	350	470	470	640	640	710	710
—	—	—	—	—	—	—	—
130	130	180	180	250	250	270	270
160	160	220	220	300	300	320	320
1 200	1 200	1 500	1 500	1 900	1 900	2 200	2 200
900	900	1 200	1 200	1 400	1 400	1 600	1 600
1 400	1 400	1 900	1 900	2 200	2 200	2 500	2 500

膳食营养素	指标	0 岁 ~		0.5 岁 ~		1 岁 ~	
		男	女	男	女	男	女
微量元素							
铁	EAR（mg/d）	—	—	7	7	6	6
	RNI（mg/d）	0.3ᵃ	0.3ᵃ	10	10	9	9
	UL（mg/d）	—	—	—	—	25	25
碘	EAR（μg/d）	—	—	—	—	65	65
	RNI（μg/d）	85ᵃ	85ᵃ	115ᵃ	115ᵃ	90	90
	UL（μg/d）	—	—	—	—	—	—
锌	EAR（mg/d）	—	—	2.8	2.8	3.2	3.2
	RNI（mg/d）	2ᵃ	2ᵃ	3.5	3.5	4.0	4.0
	UL（mg/d）	—	—	—	—	8	8
硒	EAR（μg/d）	—	—	—	—	20	20
	RNI（μg/d）	15ᵃ	15ᵃ	20ᵃ	20ᵃ	25	25
	UL（μg/d）	55	55	80	80	100	100
铜	EAR（mg/d）	—	—	—	—	0.25	0.25
	RNI（mg/d）	0.3ᵃ	0.3ᵃ	0.3ᵃ	0.3ᵃ	0.3	0.3
	UL（mg/d）	—	—	—	—	2.0	2.0
钼	EAR（μg/d）	—	—	—	—	35	35
	RNI（μg/d）	2ᵃ	2ᵃ	15ᵃ	15ᵃ	40	40
	UL（μg/d）	—	—	—	—	200	200
铬	AI（μg/d）	0.2	0.2	4.0	4.0	15	15

注 1："—"表示未制定。　注 2：%E 为占能量的百分比。　注 3：有些营养素未制定 UL，主要原因是研究资料不充分，并不表示过量摄入没有健康风险。

4 岁 ~		7 岁 ~		11 岁 ~		14~<18 岁	
男	女	男	女	男	女	男	女
7	7	10	10	11	14	12	14
10	10	13	13	15	18	16	18
30	30	35	35	40	40	40	40
65	65	65	65	75	75	85	85
90	90	90	90	110	110	120	120
200	200	300	300	400	400	500	500
4.6	4.6	5.9	5.9	8.2	7.6	9.7	6.9
5.5	5.5	7.0	7.0	10.0	9.0	12.0	8.5
12	12	19	19	28	28	35	35
25	25	35	35	45	45	50	50
30	30	40	40	55	55	60	60
150	150	200	200	300	300	350	350
0.30	0.30	0.40	0.40	0.55	0.55	0.60	0.60
0.4	0.4	0.5	0.5	0.7	0.7	0.8	0.8
3.0	3.0	4.0	4.0	6.0	6.0	7.0	7.0
40	40	55	55	75	75	85	85
50	50	65	65	90	90	100	100
300	300	450	450	650	650	800	800
20	20	25	25	30	35	30	30

[a] AI 值。　[b] 亚油酸的数值。　[c] α- 亚麻酸的数值。　[d] AI 值，单位为克（g）。

附表 2-3

儿童膳食营养素

膳食营养素	指标	0 岁 ~		0.5 岁 ~		1 岁 ~	
		男	女	男	女	男	女
脂溶性维生素							
维生素 A	EAR（μg RAE/d）	—	—	—	—	220	220
	RNI（μg RAE/d）	300[a]	300[a]	350[a]	350[a]	310	310
	UL（μg RAE/d）	600	600	600	600	700	700
维生素 D	EAR（μg/d）	—	—	—	—	8	8
	RNI（μg/d）	10[a]	10[a]	10[a]	10[a]	10	10
	UL（μg/d）	20	20	20	20	20	20
维生素 E	AI（mg α-TE/d）	3	3	4	4	6	6
	UL（mg α-TE/d）	—	—	—	—	150	150
维生素 K	AI（μg/d）	2	2	10	10	30	30
水溶性维生素							
维生素 B_1	EAR（mg/d）	—	—	—	—	0.5	0.5
	AI（mg/d）	0.1	0.1	0.3	0.3	—	—
	RNI（mg/d）	—	—	—	—	0.6	0.6
维生素 B_2	EAR（mg/d）	—	—	—	—	0.5	0.5
	AI（mg/d）	0.4	0.4	0.5	0.5	—	—
	RNI（mg/d）	—	—	—	—	0.6	0.6
维生素 B_6	EAR（mg/d）	—	—	—	—	0.5	0.5
	AI（mg/d）	0.2	0.2	0.4	0.4	—	—
	RNI（mg/d）	—	—	—	—	0.6	0.6
	UL（mg/d）	—	—	—	—	20	20

参考摄入量（维生素）

4 岁 ~		7 岁 ~		11 岁 ~		14~<18 岁	
男	女	男	女	男	女	男	女
260	260	360	360	480	450	590	450
360	360	500	500	670	630	820	630
900	900	1 500	1 500	2 100	2 100	2 700	2 700
8	8	8	8	8	8	8	8
10	10	10	10	10	10	10	10
30	30	45	45	50	50	50	50
7	7	9	9	13	13	14	14
200	200	350	350	500	500	600	600
40	40	50	50	70	70	75	75
0.6	0.6	0.8	0.8	1.1	1.0	1.3	1.1
—	—	—	—	—	—	—	—
0.8	0.8	1.0	1.0	1.3	1.1	1.6	1.3
0.6	0.6	0.8	0.8	1.1	0.9	1.3	1.0
—	—	—	—	—	—	—	—
0.7	0.7	1.0	1.0	1.3	1.1	1.5	1.2
0.6	0.6	0.8	0.8	1.1	1.1	1.2	1.2
—	—	—	—	—	—	—	—
0.7	0.7	1.0	1.0	1.3	1.3	1.4	1.4
25	25	35	35	45	45	55	55

膳食营养素	指标	0岁~		0.5岁~		1岁~	
		男	女	男	女	男	女
维生素 B₁₂	EAR（μg/d）	—	—	—	—	0.8	0.8
	AI（μg/d）	0.3	0.3	0.6	0.6	—	—
	RNI（μg/d）	—	—	—	—	1.0	1.0
泛酸	AI（mg/d）	1.7	1.7	1.9	1.9	2.1	2.1
叶酸	EAR（μgDFE/d）	—	—	—	—	130	130
	AI（μgDFE/d）	65	65	100	100	—	—
	RNI（μgDFE/d）	—	—	—	—	160	160
	UL（μg/d）	—	—	—	—	300	300
烟酸	EAR（mgNE/d）	—	—	—	—	5	5
	AI（mgNE/d）	2	2	3	3	—	—
	RNI（mgNE/d）	—	—	—	—	6	6
	UL（mgNE/d）	—	—	—	—	10	10
烟酰胺	UL（mg/d）	—	—	—	—	100	100
胆碱	AI（mg/d）	120	120	150	150	200	200
	UL（mg/d）	—	—	—	—	1 000	1 000
生物素	AI（mg/d）	5	5	9	9	17	17
维生素 C	EAR（mg/d）	—	—	—	—	35	35
	AI（mg/d）	40	40	40	40	—	—
	RNI（mg/d）	—	—	—	—	40	40
	UL（mg/d）	—	—	—	—	400	400

注1："—"表示未制定。　注2：%E 为占能量的百分比。　注3：有些营养素未制定 UL，主要原因是研究资料不充分，并不表示过量摄入没有健康风险。

续表

4 岁 ~		7 岁 ~		11 岁 ~		14~<18 岁	
男	女	男	女	男	女	男	女
1.0	1.0	1.3	1.3	1.8	1.8	2.0	2.0
—	—	—	—	—	—	—	—
1.2	1.2	1.6	1.6	2.1	2.1	2.4	2.4
2.5	2.5	3.5	3.5	4.5	4.5	5.0	5.0
150	150	210	210	290	290	320	320
—	—	—	—	—	—	—	—
190	190	250	250	350	350	400	400
400	400	600	600	800	800	900	900
7	6	9	8	11	10	14	11
—	—	—	—	—	—	—	—
8	8	11	10	14	12	16	13
15	15	20	20	25	25	30	30
130	130	180	180	240	240	280	280
250	250	300	300	400	400	500	400
1 000	1 000	1 500	1 500	2 000	2 000	2 500	2 500
20	20	25	25	35	35	40	40
40	40	55	55	75	75	85	85
—	—	—	—	—	—	—	—
50	50	65	65	90	90	100	100
600	600	1 000	1 000	1 400	1 400	1 800	1 800

[a] AI 值。　[b] 亚油酸的数值。　[c] α- 亚麻酸的数值。　[d] AI 值，单位为克（g）。

附录 3 膳食营养素生理功能、缺乏与过量的主要症状及食物来源

营养素	生理功能	缺乏	过量	食物来源
宏量营养素				
蛋白质	构成人体细胞和组织的重要成分；作为酶、激素、体液和抗体的成分调节机体代谢；维持内环境稳定，参与机体免疫；平均提供 4kcal/g 的能量	干燥，脱皮，易脱毛；双侧，依赖性水肿，肝硬化，脂肪肝，肉脏蛋白质减少；重度皮肤干燥，皮疹样皮肤病	氨质血症，酸中毒，高氨血症	肉类、家禽、鱼类、豆类、鸡蛋、奶酪、牛奶和其他奶制品、坚果、母乳
脂肪	平均能量供应为 9kcal/g；构成细胞膜结构；供应必需脂肪酸；帮助脂溶性维生素（A、D、E 和 K）吸收	必需脂肪酸缺乏症（干燥，皮肤鳞状、增重差和脱发）	饮食脂肪摄入过量可能会导致动脉粥样硬化、改变血脂水平	富含蛋白质的食物（肉类、乳制品及坚果）、牛油、黄油、人造黄油、母乳
碳水化合物	平均能量供应为 4kcal/g（节约蛋白质）；是中枢神经系统功能的主要能源；非精制的复杂的碳水化合物提供膳食纤维，有助于改善肠道功能	酮症	肥胖症	谷物、土豆、玉米、糖、蜂蜜、水果、牛奶、母乳

续表

营养素	生理功能	缺乏	过量	食物来源
常量元素				
钙	构成骨骼和牙齿的主要成分；促进凝血；在正常的肌肉收缩以及在神经传导中起作用	软骨病、骨质疏松症	高钙血症，呕吐，厌食，嗜睡	乳制品（牛奶、奶酪），沙丁鱼、牡蛎、鲑鱼鲱、绿色蔬菜、母乳
磷	构成骨骼和牙齿、构成生物膜；能量转换所需（ATP）；参与糖脂代谢，调节体内酸碱平衡；遗传物质主要成分	乏力，厌食，心神不安，骨痛，生长迟缓	低钙血症（甲状旁腺功能不全时发生）	乳制品、鱼、豆类、猪肉、母乳
镁	许多酶系统的基本组成部分；对维持神经和肌膜的电势和肌膜的电势和能量循环不非常重要；激素调节、促进骨骼生长	颤抖，抽搐，无备（低血钙性抽搐）	腹泻，瞌态低钙血症	广泛分布，特别是蔬菜来源的食物，母乳
微量元素				
铁	构成血红蛋白、肌红蛋白、细胞色素以及某些呼吸酶，参与体内氧的运送和组织呼吸过程；维持正常的造血功能	贫血，易烦躁，厌食症，易患感染性疾病	血色素沉着症	红肉，动物肝、强化米粉

续表

营养素	生理功能	缺乏	过量	食物来源
碘	甲状腺激素协同生长激素促进生长发育； 参与脑发育； 调节新陈代谢	甲状腺肿、抑制甲状腺功能、呆小症	甲状腺抑制、甲状腺毒症	加碘食盐、海产品（海带、紫菜、海鱼、海虾、贝类）、母乳
锌	多数酶的组成部分； 调节基因表达	生长不良、皮肤改变、伤口愈合延迟、失眠、腹泻	急性肠胃不适、恶心呕吐、出汗、头晕、铜缺乏	贝壳类海产品、红肉、动物内脏、母乳
硒	作为谷胱甘肽过氧化物酶的一部分，保护细胞免受氧化损害； 调节甲状腺激素	心肌病、可能继发于氧化损害	恶心、呕吐、脱发	海产品、肉类、谷类（视生长土壤含硒量而定）
铜	维持造血功能； 促进结缔组织形成； 抗氧化、维护中枢神经系统健康； 参与黑色素形成、维护毛发正常结构	贫血（溶血）、心血管受损、骨病	恶心、呕吐、腹泻、贫血	牡蛎、坚果、肝脏

续表

营养素	生理功能	缺乏	过量	食物来源
氟	构建牙釉质； 参与骨盐组成	龋齿，骨质疏松	氟斑牙，氟骨症	含氟水；由于地球化学环境的影响，在食物口的含量变化很大。通常动物性食品含量高于植物性食品
铬	维持正常的葡萄糖代谢，是胰岛素的辅助因子	扰乱葡萄糖新陈代谢（胰岛素抵抗引起的低糖耐受）	皮肤，胃肠道黏膜损伤，肝肾损伤	谷类、肉类、坚果类、鱼贝类
锰	是参与蛋白质和能量代谢以及形成黏多糖的一些酶系的基本组成部分	生长不良，骨骼畸变	运动机能下降	全谷物，豆类
钼	构成一些酶类	烦躁，心动过速	腹泻，贫血	谷物，豆类，坚果

脂溶性维生素

营养素	生理功能	缺乏	过量	食物来源
维生素A	皮肤和黏膜的形成和维持； 参与调节视力视紫红质的形成； 维持和促进免疫功能； 促进生长发育、改善铁吸收代谢，参与骨代谢	夜盲症、干眼症、皮肤干燥毛囊角化、毛发干枯，生长发育迟滞，免疫功能下降易患感染	疲劳、萎靡不振、嗜睡，腹痛，肝大、脱发	肝、牛乳、黄油、鱼肝油，有色蔬菜（胡萝卜、甘薯、绿芥菜、南瓜、菠菜）、母乳

207

续表

营养素	生理功能	缺乏	过量	食物来源
维生素 D	维持血液钙和磷稳定；参与某些蛋白基因转录调节；发挥激素样作用参与体内免疫调节	儿童佝偻病、成人骨质软化症和骨质疏松	高钙血症，吸收障碍，厌食症，吐，腹泻，抽搐	鱼肝油、强化维生素D食品、皮肤日照合成，天然食物中含量少（含脂肪高的海鱼、动物肝脏、蛋黄、奶酪含量相对较高）
维生素 E	抗氧化和清除自由基；防止体内多不饱和脂肪酸的过氧化；维持生育功能和免疫功能	早产儿和新生儿溶血性贫血、红细胞脆性增强，影响认知能力和运动发育	贫血时，抑制正常血液对铁的反应	植物胚芽油（花生油、玉米油）、大麦、燕麦、坚果、蛋类、母乳
维生素 K	参与凝血过程；参与骨代谢，是骨矿化所必需的；促进心血管健康	出血性表现（特别是新生儿），凝血延迟	溶血性贫血，神经麻痹	豆类、动物肝脏、鱼类、绿色蔬菜（菠菜、羽衣甘蓝、西蓝花），部分由肠内细菌合成
水溶性维生素				
硫胺素（B₁）	参与能量代谢；维持神经、肌肉的正常功能	脚气病（食欲不佳，呕吐、兴奋，腹泻，神经-血管系统损伤）	罕见过量	全谷物和强化谷物产品、瘦肉、坚果、母乳

续表

营养素	生理功能	缺乏	过量	食物来源
核黄素（B₂）	参与生物氧化与能量生成；构成辅酶参与代谢	口腔生殖系统综合征（唇炎、口角炎、舌炎、皮炎、阴囊皮炎、角膜血管增生）	罕见过量	乳制品、蛋类、肝、杏仁、羊肉、猪肉、母乳
吡哆素（B₆）	许多氨基酸代谢酶的辅酶组分；参与糖原与脂肪酸代谢、调节神经递质合成和代谢	体重下降、烦躁、抽搐、惊厥、呕吐、腹痛	罕见过量	鱼类、家禽、肉类、豆类、肝脏、母乳
钴胺素（B₁₂）	以辅酶形式参与某些生化反应，促进蛋白质和核酸生物合成	巨幼细胞性贫血、神经功能损害、高同型半胱氨酸血症	罕见过量	肉类、动物肝脏、母乳
抗坏血酸（维生素C）	参与羟化反应、抗氧化、促进伤口愈合，提高机体免疫力、帮助铁的吸收	毛囊过度角化并带有出血性晕轮、坏血病（牙眼出血、牙龈炎、皮肤瘀斑、骨骼病变或骨质疏松）	罕见过量	新鲜的蔬菜和水果（辣椒、菠菜、韭菜、番茄、柑橘、山楂、猕猴桃、鲜枣、柚子、橙），母乳
泛酸	参与脂质代谢；参与碳水化合物和蛋白质代谢	乏力、胃肠不适、手足感觉异常（灼足综合征）	罕见过量	肝脏、蛋黄、肉类、全谷物、母乳

续表

营养素	生理功能	缺乏	过量	食物来源
叶酸	参与核酸和蛋白质合成；参与DNA甲基化；参与同型半胱氨酸代谢	巨幼红细胞贫血、胎儿神经管缺陷（脊柱裂、无脑畸形等）、高同型半胱氨酸血症、孕妇先兆子痫、胎盘发育不良、胎盘早剥、自发性流产	锌缺乏、惊厥	肝脏、豆类、坚果、深绿色蔬菜、水果、母乳
烟酸	参与能量与氨基酸代谢；参与蛋白质等物质的转化；调节葡萄糖代谢	糙皮病（乏力、体重下降、皮炎、腹泻、痴呆）	罕见过量	肝脏、肉类、鱼类、家禽、母乳
生物素	儿茶酚化酶的组成；基因调节	婴儿躁狂、嗜睡、发育迟缓、婴儿猝死综合征、皮疹、脱发、成人抑郁、共济失调、感觉异常等神经系统综合症状	罕见过量	谷类、坚果、蛋黄、动物内脏、母乳

附录4 婴儿胃肠道常见问题筛查测评表

家长姓名：_____ 联系电话：_____

填表人与孩子的关系：□母亲 □父亲 □祖或外祖父母 □保姆 □其他 _____（请说明）

婴儿姓名：_____ 性别：□男孩 □女孩 出生日期：_____年____月____日（阳历）

出生体重：____.____千克 出生身长：____.____厘米

分娩方式：□顺产 □剖腹产 出生情况：□足月儿 □早产儿 出生史：_____胎_____产

体格检查：身长：____.____厘米 体重：____.____千克

以下请根据您宝宝最近的情况填写，在适合的选项上画√

喂养方式

目前的喂养方式是：　　　　　　　□母乳喂养　　□配方奶粉喂养　□混合喂养

家族过敏史

婴儿父亲是否有过敏史：　　　　　□是　　　　　　□否

婴儿母亲是否有过敏史：　　　　　□是　　　　　　□否

临床评估

1.这1周内，婴儿是否有溢奶现象？	□是	□否（若否，请跳至2）	
溢奶已经持续了多久？	□小于2周	□2~3周	□3周以上
最近1周，大约有几天出现溢奶现象？	□1~3天	□4~5天	□几乎每天
1天当中溢奶的次数平均可达到：	□1次或以下	□2~3次	□4次以上
每次溢奶的量大约有：	□一小口奶	□一大口奶	□大量奶
溢奶大约发生在	□餐前	□餐后马上	□餐后1小时后
是否伴有以下症状：	□恶心	□频繁呕吐 □吐血	□易激惹/哭闹
	□喂养/吞咽困难	□表情痛苦/异常姿势	□湿疹
	□发作性咳嗽	□体重减轻或生长发育慢	□以上都没有

211

2. 这1周内，宝宝是否经常出现突然开始、突然结束，或难以安抚的哭闹？　□ 是　　　□ 否（若否，请跳至3）

这种哭闹已经持续了多久？　　　　　　□ 小于1周　　□ 1~3周　　　□ 3周以上

最近1周，大约有几天发作这种哭闹？　□ 1~3天　　　□ 4~5天　　　□ 几乎每天

每天这种哭闹累计持续的时间约为：　□ 1小时以内　□ 1~3小时　　□ 3小时以上

家长安抚宝宝哭闹平均需要多久？　　□ 10分钟以内　□ 10~30分钟　□ 30分钟以上

是否伴有以下症状：　　　　　　□ 频繁呕吐　　□ 吐血　　　　□ 发热　　　　□ 便血

　　　　　　　　　　　　　　　□ 发作性咳嗽　□ 口唇或眼睑肿胀　□ 体重减轻或生长发育慢

　　　　　　　　　　　　　　　□ 表情痛苦/异常姿势　　　　□ 皮疹　　　□ 以上都没有

3. 这1周内，宝宝的排便情况

排便费劲或哭闹的现象是否经常发生 □ 是　　　　　□ 否

最近1周，排便的次数频率为　　　□ 每天3次以上　□ 每天1~3次　□ 每两天1次　□ 三天1次或更久

每次排便大约需要多长时间？　　　□ 1分钟以内　　□ 1~5分钟　　□ 5~10分钟　□ 10分钟以上

目前大便性状为　　　　　　　　　□ 1~3型干便（排这种便已经持续了 □ 小于2周 □ 2~4周 □ 1个月以上）
（参考布里斯托大便分类）：

　　　　　　　　　　　　　　　　□ 4~5型松软便

　　　　　　　　　　　　　　　　□ 6~7型稀便（排这种便已经持续了 □ 小于2周 □ 2~4周 □ 1个月以上）

　　　　　　　　　　　　　　　　□ 其他（如先干后稀等）

您的宝宝是否伴有以下症状：　　□ 胎粪排出困难　□ 频繁呕吐　　□ 腹胀　　　　□ 水样便

　　　　　　　　　　　　　　　□ 便血/脓血便/黏液便　　　□ 肛门/会阴异常　□ 皮疹

　　　　　　　　　　　　　　　□ 发作性咳嗽　□ 尿少或无尿　□ 体重减轻或生长发育慢

　　　　　　　　　　　　　　　□ 稀便持续2周以上　　　　□ 发热　　　□ 以上都没有

布里斯托大便分类法

第一型	第二型	第三型	第四型	第五型	第六型	第七型
一颗颗硬球（很难通过）	香肠状但表面凹凸	香肠状但表面有裂痕	像香肠或蛇一样且表面很光滑	断边光滑的柔软块状（容易通过）	粗边蓬松块糊状大便	水状，无固体块（完全呈液体状）

便秘　　　　　　　　　　　　　正常　　　　　　　　　　　　　腹泻

填写日期：_____月_____日

阿姆斯特丹婴儿粪便辨识表1

 阿姆斯特丹婴儿粪便评分表由荷兰阿姆斯特丹学术医学中心研究制作，可以通过对婴儿粪便黏稠度、粪便量、粪便颜色进行评分

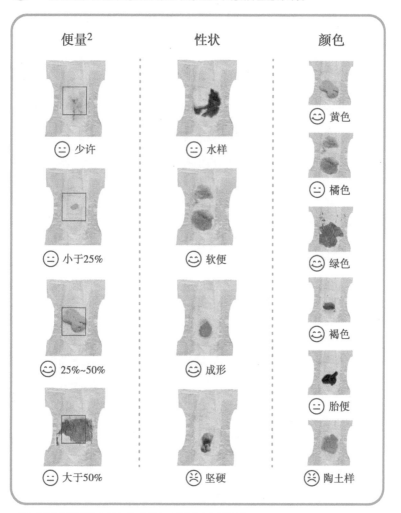

便量2	性状	颜色
😐 少许	😐 水样	😊 黄色
😐 小于25%	😊 软便	😐 橘色
😃 25%~50%	😊 成形	😊 绿色
😐 大于50%	😖 坚硬	😊 褐色
		😐 胎便
		😖 陶土样

1. 所有内容经儿童保健专家审阅，如有疑问，建议咨询专业人员意见
2. 便量指粪便沾污尿不湿的比例

附录 5 儿童饮食行为问题筛查评估问卷

宝宝姓名：_____　　　　　　出生年月：_____

性别：□男　　□女　　　　　　妈妈姓名及联系方式：_____

指导语：

您的宝宝存在挑食偏食，胃口小等喂养问题吗？（如果是，在最符合您宝宝情况的选项框里划√）

其中，"总是"指平均　每周 6 天及以上　有此行为或感受；

　　　"经常"指平均　每周 3~5 天　有此行为或感受；

　　　"有时"指平均　每周 1~2 天　有此行为或感受；

　　　"很少"指平均　每周不足 1 天　有此行为或感受；

　　　"从不"指没有出现过此行为或感受。

□	我的宝宝	□ 对食物没兴趣并且很少有饥饿的表现	总是	经常	有时	很少	从不
		□ 对游戏或与人交流却很感兴趣	总是	经常	有时	很少	从不
		□ 经常只吃几口后，就拒绝再吃	总是	经常	有时	很少	从不
		□ 到了用餐时间，经常想离开餐椅	总是	经常	有时	很少	从不
□	我的宝宝	□ 因为气味、口味、外观、质地的原因，拒绝很多食物	总是	经常	有时	很少	从不
		□ 只吃很有限的几种喜欢的食物	总是	经常	有时	很少	从不
		□ 很不情愿尝试新食物	总是	经常	有时	很少	从不
□	我的宝宝	□ 进食过程中只顾看电视、玩玩具或讲故事，而非进餐	总是	经常	有时	很少	从不
		□ 大人追逐进食	总是	经常	有时	很少	从不
		□ 进食时间过长，超过半个小时	总是	经常	有时	很少	从不
		□ 饭菜经常含在嘴里不下咽	总是	经常	有时	很少	从不

续表

☐	我的宝宝	☐ 有饥饿感，对食物也有兴趣，但是我认为孩子吃得不够多	总是	经常	有时	很少	从不
		☐ 经常不能吃完家长所提供的饭菜	总是	经常	有时	很少	从不
☐	我的宝宝	☐ 似乎很害怕，强烈抗拒吃任何固体食物	总是	经常	有时	很少	从不
		☐ 当准备用餐或者餐具和食物出现时会害怕	总是	经常	有时	很少	从不
☐	我的宝宝	☐ 胃口一直不好，还伴有频繁的呕吐、腹泻等症状	总是	经常	有时	很少	从不
		☐ 怀疑或确诊有其他疾病	总是	经常	有时	很少	从不

除喂养问题外，您的宝宝有以下症状吗？（如果是，请在方框内划√）

☐ 吞咽困难或吞咽时疼痛　　☐ 体重减轻或不增　　☐ 与同龄儿童比较有明显的发育落后

☐ 呕吐　　☐ 湿疹　　☐ 贫血

☐ 腹泻　　☐ 荨麻疹

☐ 便秘　　☐ 哮喘

☐ 腹痛　　☐ 食物过敏或不能耐受（请指出具体的食物）_____

为了让您的宝宝吃东西，您是不是需要哄骗，分散注意力，或者教训他/她，或者强行将食物塞到他/她嘴里？
☐ 是　☐ 否

您担心喂养不良会对您的宝宝有害吗？
☐ 是　☐ 否

您经常会因为食物跟您的宝宝抗争吗？
☐ 是　☐ 否

医生建议：